U0346217

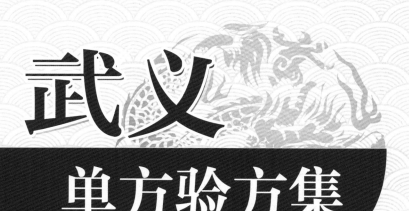

武义
单方验方集

主　编　李明焱　李振皓

副主编　程志源　沈阿虎　陈建平

主　审　张立峰

全国百佳图书出版单位
中国中医药出版社
·北 京·

图书在版编目（CIP）数据

武义单方验方集／李明焱，李振皓主编.—北京：
中国中医药出版社，2022.6
ISBN 978-7-5132-7503-3

Ⅰ.①武…　Ⅱ.①李…②李…　Ⅲ.①单方（中药）-
汇编②验方-汇编　Ⅳ.①R289.5

中国版本图书馆 CIP 数据核字（2022）第 044446 号

中国中医药出版社出版
北京经济技术开发区科创十三街 31 号院二区 8 号楼
邮政编码　100176
传真　010-64405721
山东临沂新华印刷物流集团有限责任公司印刷
各地新华书店经销

开本 787×1092　1/16　印张 9.5　字数 163 千字
2022 年 6 月第 1 版　2022 年 6 月第 1 次印刷
书号　ISBN 978-7-5132-7503-3

定价　69.00 元
网址　www.cptcm.com

服 务 热 线　010-64405510
购 书 热 线　010-89535836
维 权 打 假　010-64405753

微信服务号　zgzyycbs
微商城网址　https://kdt.im/LIdUGr
官 方 微 博　http://e.weibo.com/cptcm
天猫旗舰店网址　https://zgzyycbs.tmall.com

如有印装质量问题请与本社出版部联系（010-64405510）

《武义单方验方集》编委会

主　编

李明焱　李振皓

副主编

程志源　沈阿虎　陈建平

编　委

吴苏柳	潘欣可	徐艳芳	王　瑛	郑化先	徐子贵
王汉波	徐　靖	李振宇	史月姣	叶嗒嗒	张国亮
赵建霞	潘海涛	洪祝平	胡凌娟	王晓彤	熊　晖
刘　佳	王彩红	陈美红	徐凌艳	朱卫东	臧洪军
李建淼	王　舒	吴叶峰	赵凤杰	徐蒸轶	李　光
黄杭峰	郑秋波	林本强	张文波		

序

　　远古时代，我们的祖先在与大自然的抗争中，偶然食用了某些动、植物后，发现具有减轻或消除病痛的作用，这就是中药的起源。随着人类的进化，人们开始有目的地寻找防治疾病的药物和方法，所谓"神农尝百草，一日而遇七十毒"，就是当时的真实写照。数千年来，中医药为中华民族的繁衍昌盛和健康做出了卓越贡献，是中华民族的伟大创造，是中国古代科学的瑰宝。

　　19世纪中叶，西方医药传入我国，由于其与现代科学技术紧密结合，发展极其迅速，在医药领域得到了广泛的应用。进入21世纪，随着社会的发展和疾病谱的改变，西医学逐渐暴露其不足的一面，如化学药物的毒副作用、生物医学模式的局限性等。而以治未病、整体观念、辨证施治等为特点的中医药学又得到人们的重视与关注。为此，中华人民共和国自成立以来，一直坚持"团结中西医""中西医并重"的卫生工作方针。

　　中医药发源于民间，民间方药是中医药的重要组成部分。但与此同时，随着城市化进程的加速和农村人口的大量转移，不少民间方剂、手法急需抢救性保护。党和国家已充分认识并高度重视这一问题，中共中央、国务院发布《关于促进中医药传承创新发展的意见》，明确提出"收集筛选民间中医药验方、秘方和技法，建立合作开发和利益分享机制"。武义县中医药学会和浙江寿仙谷医药股份有限公司早在4年前就联手启动了"武义县民间单方验方抢救行动"，编成《武义单方验方集》一书，既十分及时，又很有价值。

　　该书主编李明焱先生既是中药资源研究专家，也是中药生产领域的知名企业家。他创立的寿仙谷医药股份有限公司在中医药行业得到一致好评。他情系中医药，不辞辛劳，与程志源先生一起牵头编成该书。该书共收集单方验方和独创技术共129种，按功效分为内科、肛肠科、眼科、耳鼻喉科、外科、妇产科、皮肤科、儿科疾病，计71个病种。这些单方验方具有鲜明的地域特色，多系内服，亦有外用。所治病证既有常见病，更有诸如水鼓、积聚、尪痹、激素依赖性皮炎等难治病。书中还附有1959年武义县与永康县合并时，由永康县人民委员会中医科编写的《永康中医秘方验方集》和1971年由武义县革委会卫生革命办公室汇编的《武义县民间单方验方集》。这些内容，历时已久，颇为珍贵。相信本书的出版能为临床医生提供参考，并在防病治病中发挥简便廉验的作用。

值本书付梓之际，李明焱董事长邀我为序，余不才，但盛情难却，故匆忙之中，写就上述，以示祝贺！

范永升　辛丑初冬
于浙江中医药大学

编写说明

　　《武义单方验方集》系武义县科技计划项目"武义民间单方验方挖掘整理与传承研究"成果，共收载单方验方及独创技术129项，附录收载单验方514首，所有单方验方均经当地名老中医初审并提请浙江省中医药学会组织省内中医药专家评审，最终按如下规范编辑成书。

　　1.所选处方　包括武义县民间流传应用的单方和特色技术，个体医生应用的有效验方和技术，武义县中医药人员临床应用并在各级专业学术期刊发表的有效经验方和技术。

　　2.编写体例　统一按病证名称、诊断依据、方序方名、药物组成（含用药部位）、草药图谱、功效主治（证型）、用法（含加减法）、按语等顺序编排。

　　3.病证名称及分科　依据《中华人民共和国中医药行业标准病证诊断疗效标准（ZY/T001.1—94）》，无法归属的病证以中医常用病证名（如呃逆、积聚、腰腿痛等）或现代医学常用病名（如神经性皮炎、肠易激综合征等）编写。

　　4.诊断　依据统一按《中华人民共和国中医药行业标准病证诊断疗效标准（ZY/T001.1—94）》描述，未列入的病证参照现行中医药院校规划教材描述。

　　5.从中医用药个性化考虑，部分供方者提供的方剂未写明用量，请应用者遵循医理酌情确定。

　　6.草药用药部位已经供方者确认。

　　7.按语包括供方者及方剂的治疗特色、应用体会、注意事项等。

8.将所能收集到的历年"武义单方验方"资料勘误后,基本保留原貌附录于后。

《武义单方验方集》编委会

2022年4月

目 录

· 第一章 内科疾病方 ·

· 第二章　肛肠科疾病方 ·

· 第三章　眼科疾病方 ·

· 第四章　耳鼻喉科疾病方 ·

· 第五章　外科疾病方 ·

· 第六章　妇产科疾病方 ·

· 第七章　皮肤科疾病方 ·

· 第八章　儿科疾病方 ·

第一章 内科疾病方

感　冒

感冒，系外感风邪，客于肺卫，以鼻塞、流涕、咳嗽、恶寒、发热、头身疼痛为主要临床表现。

诊断依据：①鼻塞流涕，喷嚏，咽痒或痛，咳嗽。②恶寒发热，无汗或少汗，头痛，肢体酸楚。③四时皆有，以冬春季节为多见。

方一 （供方者　俞绥慧）

组成：一枝黄花15g。

功效：疏风清热。

主治：感冒所致之发热、恶寒、无汗、头痛身疼、鼻塞流清涕、喷嚏等症。

用法：水煎服。

注解：一枝黄花味苦、辛，性凉，亦有谓性平者，风寒及风热感冒均可用之，鲜品剂量加倍。

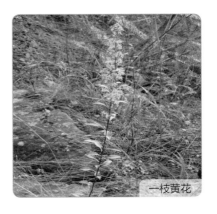

一枝黄花

方二 （供方者　俞绥慧）

组成：竹叶椒10～20g，山楂根、檵木根、胡颓子根各20～30g。

功效：温中理气，止咳止泻。

主治：感冒引起的咳嗽、腹泻。

用法：水煎服。

注解：胡颓子，武义本地称大麦田姑。此为鲜品用量，若为干品，可适当减量。

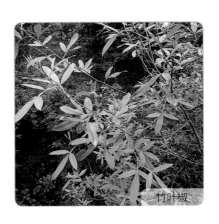

竹叶椒

哮　病

哮病，系宿痰伏肺，因外邪、饮食、情志、劳倦等因素，致气滞痰阻，气道挛急、狭窄而发病。以发作性喉中哮鸣有声，呼吸困难，甚则喘息不得平卧为主要表现。相当于支气管哮喘、喘息性支气管炎。

诊断依据：①发作时喉中哮鸣有声，呼吸困难，甚则张口抬肩，不能平卧，或口唇指甲发绀。②呈反复发作性，常因气候突变、饮食不当、情志失调、劳累等因素诱发。发作前多有鼻痒、喷嚏、咳嗽、胸闷等先兆。③有过敏史或家族史。④两肺可闻及哮鸣音，或伴有湿啰音。

方三 （供方者　黄敏华）

组成：肉桂、五味子、杏仁、炙麻黄、炙甘草各6g，淫羊藿、熟地黄、法半夏、橘红各12g，当归15g，苏子20g，细辛3g。

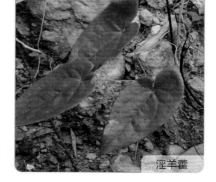

淫羊藿

功效：温阳补肾，纳气平喘。

主治：老年支气管哮喘急性发作。

用法：每日1剂，水煎服。

加减：咳嗽痰多者，加白前、枇杷叶、莱菔子；咳痰黄稠者，加黄芩、浙贝母、鱼腥草；口干渴伴无苔或少苔者，加生地黄、麦门冬、白芍；喘息不能平卧者，加葶苈子；下肢浮肿者，加泽泻、茯苓；大便溏者，去熟地黄，加山药、炒白术、炒薏苡仁。

注解：支气管哮喘属中医学哮证范畴，其治疗历来主张"发时治标，平时治本"。但老年之人，肾阳日衰，且哮喘原为痼疾，常反复发作，迁延不愈，日久肺病及肾，由实转虚，此时在发作期的治疗上不可拘于攻邪，应攻补兼施或以补为主，如攻伐太过则更伤正气。

方四 （供方者　项葛霖）

组成：胡颓子叶20g，竹叶椒根20g。

功效：止咳平喘，温肺化痰。

主治：肺寒咳嗽，气喘不能平卧。

用法：水煎服。

注解：胡颓子叶有止咳平喘之功效，竹叶椒温化痰饮，此方可治肺寒咳嗽。

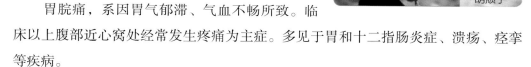
胡颓子

胃脘痛（慢性萎缩性胃炎）

胃脘痛，系因胃气郁滞、气血不畅所致。临床以上腹部近心窝处经常发生疼痛为主症。多见于胃和十二指肠炎症、溃疡、痉挛等疾病。

诊断依据：①胃脘部疼痛，常伴痞闷或胀满、嗳气、泛酸、嘈杂、恶心、呕吐等症。②发病常与情志不畅、饮食不节、劳累、受寒等因素有关。③上消化道X线钡餐检查、纤维胃镜及组织病理活检等，可见胃或十二指肠黏膜炎症、溃疡等病变。④大便或呕吐物隐血试验强阳性者，提示并发消化道出血。⑤B超、肝功能、胆道X线造影有助于鉴别诊断。

方五 黄连汤加减（供方者 杨光成）

组成：黄连5g，干姜、桂枝、法半夏、炙甘草各10g，党参30g，大枣7枚。

功效：辛开苦降，和胃消痞。

主治：慢性萎缩性胃炎引起的长期消化不良，胃脘部胀满不适、纳差、乏力、消瘦、贫血等。

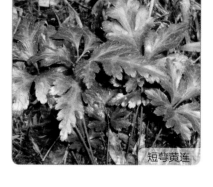
短葶黄连

用法：每日1剂，水煎2次，混合浓缩至300~400mL，分2次口服。

加减：脾胃虚弱者，去黄连，加白术、茯苓、山药；胃气壅滞者，加苏梗、佛手、香附；肝胃不和者，加柴胡、白芍、枳壳、郁金；湿热中阻，加厚朴、藿香；胃热内壅者，加栀子、黄芩；瘀血阻滞者，加川楝子、延胡索、五灵脂；寒热错杂者，加荜澄茄、吴茱萸。

注解：黄连汤出自张仲景《伤寒论》，辛开苦降，寒热并用，调适上下，宣通内外，和畅气机，系治疗寒热错杂、脾胃不和引起的慢性萎缩性胃炎之良方。

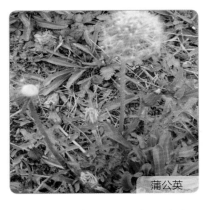
蒲公英

方六 益气化瘀汤（供方者 曾祥武）

组成：黄芪、白芍、白术、当归、丹参、莪术、蒲公英、白花蛇舌草、猫人参、甘草。

功效：益气健脾，活血化瘀。

主治：同方五。

用法：每天1剂，水煎，分2次温服。连续服用3～6个月。

加减：脾胃虚寒者，加党参、肉桂、吴茱萸；肝胃不和者，加香附、绿萼梅、姜竹茹；胃阴不足者，加太子参、北沙参、麦冬；脾胃湿热者，加半夏、黄芩、黄连。

注解：用量以《中国药典》规定为准。

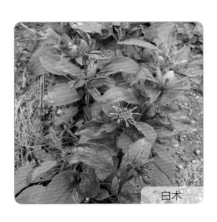
白术

方七 参芪养胃汤（供方者 杨光成）

组成：党参、黄芪各30g，白术、茯苓、山药、丹参、莪术各15g，乌梅、芍药、甘草各10g。

功效：健脾益气，养阴化瘀。

主治：同方五。

用法：每日1剂，水煎2次，混合浓缩至200mL左右，分2次服。

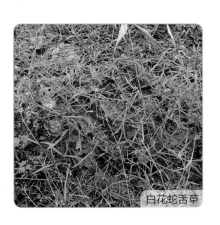
白花蛇舌草

方八 健胃和肠丸（供方者 叶云生）

组成：党参、黄芪、炒白芍各12g，蒲公英、煅牡蛎各15g，白花蛇舌草20g，徐长卿、云木香各6g，郁金、丹参各10g，炙甘草5g。

功效：健胃祛邪和肠。

主治：幽门螺杆菌相关胃炎。

用法：徐长卿、煅牡蛎、云木香研末，其余各药另加姜、枣煎液收膏与药末混匀，60～80℃

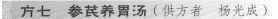

干燥成细小颗粒，水泛成丸。每日2～3次，每次6g。治疗期间停服其他药，忌食刺激性食品及烟、酒。

注解：慢性萎缩性胃炎是一种以胃黏膜固有腺体萎缩为病理特征的慢性消化系统疾病。属中医"胃痞""胃脘痛"范畴。该病多由饮食不当、外感时邪、情志失调、劳倦太过等因素，导致中气亏虚，脾胃升降失常，肝气疏泄失职，气阴不足，津亏血瘀，以致胃腑失于气血濡养而呈"气虚血瘀"为主的本虚标实之证。因此，治疗上需综合其错综复杂的病因病机，针对由于胃黏膜气血不足和胃络瘀滞所致的胃黏膜病变特点，施以健脾益气，活血化瘀，养阴和胃，清热解毒，寒热并用，调阳和阴的方药治疗本病。

益气化瘀汤、参芪养胃汤和健胃和肠丸，均有健脾和胃、益气养阴、活血化瘀之功，故在临床上于慢性萎缩性胃炎的治疗有确切的疗效。

方九 清疣和胃汤（供方者 吴苏柳）

组成：党参（炒）20g，黄芪、蒲公英各30g，炒白术、炒黄芩、佛手、制半夏、当归、甘草各10g，炒黄连、干姜各6g，三七（研末吞服）3g。

功效：健脾益气，活血化瘀，清中排毒。

主治：疣状胃炎（又称慢性糜烂性胃炎）引起的上腹隐痛或胀痛，嗳气泛酸。

用法：每日1剂，水煎2次，混合浓缩至300mL，分2次温服。

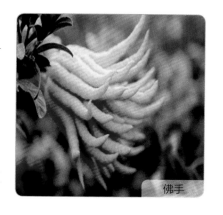
佛手

注解：本病根据其临床表现，可归属于中医学"胃脘痛""痞满"等范畴。主要发病机制为久病气机阻滞，或痰瘀互结，凝聚成块而发病。单纯西药治疗，虽可取得一定疗效，但易复发。清疣和胃汤中黄芪、党参、白术、甘草健脾益气，扶正祛邪；黄连、黄芩清热燥湿；半夏、干姜温中化饮；重用蒲公英清热解毒以疗疣；佛手行气和胃；三七、当归并用活血化瘀、止痛。诸药合用，共奏健脾益气、活血化瘀、清中排毒之效，同时配合西药应用能缓解及消除症状，并防止西药的不良反应，收到标本兼治的良好效果。

泄 泻

泄泻，系因感受外邪，或饮食内伤，致脾失健运，传导失司，以大便次数增多，质稀溏或如水样为主要表现的病症。相当于急、慢性肠炎或肠功能紊乱等疾病。

诊断依据：①大便稀薄或如水样，次数增多。可伴腹胀腹痛等症。②急性暴泻起病突然，病程短。可伴有恶寒、发热等症。③慢性久泻起病缓慢，病程较长，反复发作，时轻时重。④饮食不当、受寒凉或情绪变化可诱发。⑤大便常规可见少许红细胞、白细胞，大便培养致病菌阳性或阴性。

方十 （供方者　俞绶慧）

组成：鲜仙鹤草（全草）30～50g。

功效：消炎止泻。

主治：肠道湿热（急性肠炎）引起的腹泻。

用法：水煎服。

注解：急性肠炎，可见腹满胀痛，大便臭如败卵，泻后痛减，纳呆，嗳腐吞酸；或腹痛即泻，泻下急迫，粪色黄褐秽臭，肛门灼热，可伴有发热；苔黄腻或厚腻等。

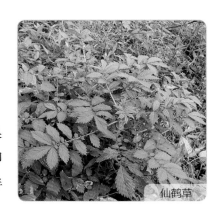
仙鹤草

仙鹤草，又名龙牙草，具有止血、强心、抗菌、驱虫等作用。临床多用于血证，以止血为主。因其收敛之性，故亦用于腹泻。病情急重者可因失水过多导致脱水，应注意补充体液。

方十一　参苓白术散加减（供方者　黄敏华）

组成：党参、白茯苓、淮山药各15g，炒白术、炒扁豆、陈皮、川朴各10g，炒薏苡仁30g，砂仁（后下）6g，炙甘草3g。

功效：益气健脾，利水渗湿。

主治：肝硬化引起的腹泻。

用法：每日1剂，水煎2次，早晚分服。

加减：伴腹水者，加猪苓、泽泻、大腹皮；有黄疸者，加茵陈、金钱草；形寒肢肿、舌质淡胖，加淡附片；舌红少苔，加麦冬、生地；鼻衄、肌衄，加仙茅根、茜草根；肝脾大，加鳖甲；明显瘀血者，加丹参、益母草。

注解：肝硬化患者腹泻，常日久不愈，并伴有腹部作胀不适、食欲减退、消瘦、乏力等，均为脾虚之症，系为病毒性肝炎迁延不愈或饮酒过度、营养不良等致正气亏损、脾胃虚弱。脾胃为后天之本，气血生化之源，脾土虚弱，则运化失司，严重时可致水湿停滞，发为"胀"。治疗重在益气健脾，使气血生化得源、运化有力，进而改善肝硬化腹泻、腹胀、纳差等症状，并改善肝功能，纠正低蛋白血症，推迟腹水出现、加速腹水消退。

痢 疾

痢疾，系因感受湿热病毒，积滞肠腑，脂膜血络受伤，以腹痛、腹泻、里急后重，大便呈赤白黏冻或脓血为主要临床表现。相当于细菌性痢疾或肠阿米巴病。

诊断依据：①腹痛、里急后重，便次增多。大便常有脓血黏冻。②急性痢疾发病骤急，可伴有恶寒发热；慢性痢疾则反复发作，迁延不愈。③常见于夏秋季节，多有饮食不洁史。

方十二 （供方者 俞绥慧）

组成：马齿苋（全草），凤尾草（全草）。

功效：清热利湿，解毒止痢。

主治：因感受湿热病毒所致之腹痛、腹泻，里急后重，大便呈赤白黏冻或脓血便等。

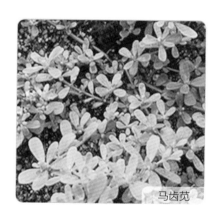
马齿苋

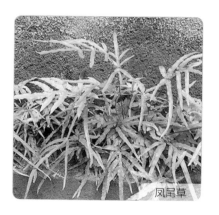
凤尾草

用法：视患者年龄，取鲜马齿苋、凤尾草，5岁以下各用15g，5岁以上用30g，成人症状重者可用至50g，水煎2次，混合分2次服，或捣烂取汁服。红痢加白糖、白痢加红糖为引。每日1剂。3～5天可愈。

方十三 （供方者　俞绶慧）

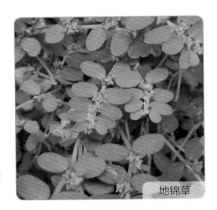

组成：地锦草。

功效：清热利湿，解毒止痢。

主治：因感受湿热病毒所致之腹痛、腹泻，里急后重，大便呈赤白黏冻或脓血便等。

用法：地锦草，武义俗称奶奶草。取鲜地锦草（全草），小儿15～30g，成人30～50g，每日1剂，水煎2次，混合分2次服。红痢加白糖，白痢加红糖为引。

地锦草

方十四　白龙汤（供方者　高振章）

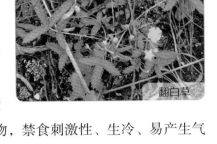

组成：龙牙草（仙鹤草）30g，翻白草（根）、筋骨草各15g。

功效：清热解毒止痢。

主治：因感受湿热病毒所致之腹痛、腹泻，里急后重，大便呈赤白黏冻或脓血便等。

用法：每天1剂，水煎分2次服，连服3～5天。红痢者加白糖15g，白痢者加红糖15g。

注解：发病期间饮食宜清淡，忌油腻、高蛋白、高热量的饮食，慎用鸡、鸭、肉和牛奶等食物，禁食刺激性、生冷、易产生气体与隔夜食物。中毒性痢疾很可能出现意识障碍，甚至危及生命，建议送正规医疗单位治疗。

翻白草

黄　疸

黄疸，系感受湿热病邪，阻滞肝胆，气机受阻，疏泄失常，胆汁外溢所致。以目黄、身黄、溲黄为主要临床表现的病症。多见于肝胆系统疾病。

诊断依据：①目黄、肤黄、尿黄，以目黄为主。②初起有恶寒发热，纳呆厌油，恶心呕吐，神疲乏力，或大便颜色变淡。黄疸严重者皮肤瘙痒。③有饮食不节（洁），肝炎接触或应用化学药物史。④肝、脾或胆囊肿大，伴有压痛或触痛。⑤血清胆红素（直接或间接）、尿三胆试验、血清谷丙转氨酶、谷草转氨酶、碱性磷酸酶以及B超、胆囊造影、X线胃肠造影等检查有助于病因诊断。必要时做甲胎蛋白测定，胰、胆道造影，CT等检查，以排除肝、胆、胰等恶性病变。

方十五 （供方者 吴远文）

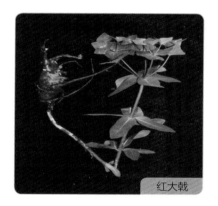

红大戟

组成：红大戟30g。

功效：解毒，泻水通便。

主治：急性黄疸型肝炎。

用法：取根切片，用米醋拌匀，稍闷，待醋吸尽，炒干。成人每日30g，水煎2次，取汁分3次服。

注解：红大戟，武义（宣平）民间称为"黄胖药"，为治疗黄疸型肝炎之良药，在古代本草中也有记载，如《日华子本草》云："泻毒药，泄天行黄病、湿症，破癥瘕。"《本草汇言》记载："治黄疸，小水不通，与茵陈同用。"因有泻下作用，需炮制后使用，生用疗效欠佳。

方十六 （供方者 李金仙）

组成：鲜垂盆草30g。

功效：清热解毒，利湿退黄。

主治：黄疸初起，身目发黄，黄色鲜明，尿黄，可兼见发热、呕吐、恶心、大便干结，苔黄腻等症。

用法：每日2次，水煎服或榨汁用纱布过滤后饮服。

垂盆草

注解：垂盆草，武义俗称"尖叶家狗牙齿"，鲜品榨汁较干品煎服效果佳。

方十七 （供方者　李金仙）

组成：马蹄金100g。

功效：清热利湿，解毒消肿。

主治：黄疸初起，身目发黄，黄色鲜明，尿黄，可兼见发热、呕吐、恶心、大便干结，苔黄腻等症。

用法：水煎服，每日2次，连服1个月。

注解：马蹄金，武义俗称荷包草。肝炎可加凤尾草、马蓝头（根）。

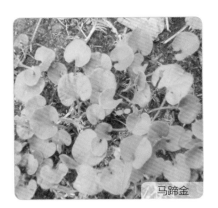
马蹄金

方十八　退黄汤（供方者　潘瑜江）

组成：了哥王（全草）10g，海金沙（全草）、车前草、马鞭草、凤尾草（叶）各20g。

功效：清热解毒，利湿。

主治：黄疸初起，身目发黄，黄色鲜明，尿黄，可兼见发热、呕吐、恶心、大便干结，苔黄腻等症。

用法：以上鲜药与土鸡蛋2只或鲜猪肝100g同煎2次，混合后分2次温服，喝汤吃猪肝或喝汤吃鸡蛋；轻者3~5剂，重者7~10剂可愈。

注解：了哥王，瑞香科荛花属植物。别名九信菜、南岭荛花、地棉皮、山棉皮、黄皮子、山豆了、小金腰带、桐皮子、哥春光、雀儿麻等。

主审点评：了哥王曾被收录于《中国药典》（1977年版）一部，后因其存在较强毒副作用，未被再次收载。应用时须注意临床安全，合理用药。体质虚弱者和孕妇忌服。

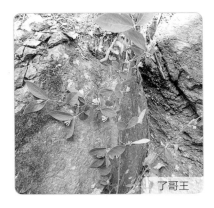
了哥王

方十九　山柠麻治肝病汤（供方者　邱华德）

组成：山柠麻（全草）、鲜白茅根各50g。

功效：清热解毒。

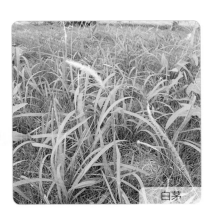
白茅

主治：黄疸初起，身目发黄，黄色鲜明、尿黄，可见发热、呕吐、恶心、大便干结，苔黄腻等症。

用法：每日1剂，与鸡肉或猪瘦肉50g共水煎，早晚分服。一般15日一疗程。

加减：重症者伴腹泻，加野蔷薇50g，纳差加山楂根（武义山楂）50g。

注解：戒烟酒，清淡饮食，避免猪肉油脂摄入。

方二十 （供方者　雷立富）

组成：六月雪（开白花）、了哥王（全草）各20g，铁菱角（香茶菜根）10g，水麦秆、野靛青（根与茎）各20g。

功效：清热，利湿，解毒。

主治：黄疸初起，身目发黄，黄色鲜明、尿黄，可兼见发热、呕吐、恶心、大便干结，苔黄腻等症。

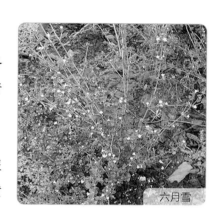
六月雪

用法：水煎，分2次服。

注解：了哥王，武义称野山麻皮，一般入药部位为根茎皮及根二层皮（即根皮的内皮），本方用全株，故量大（参见方十八）；水麦秆，即合萌（参见方五十五）。

呃 逆

呃逆，古称"哕"，又称"哕逆"。由寒气蕴蓄、燥热内盛、气郁痰阻或气血亏虚，以致胃失和降、上逆动膈而成。

诊断依据：①呃逆以气逆上冲，喉间呃呃连声，声短而频，不能自止为主症，其呃声或高或低，或疏或密，间歇时间不定；②伴有胸膈痞闷，脘中不适，情绪不安等症状；③多有受凉、饮食、情志等诱发因素，起病多较急。

方二十一　旋覆代赭汤合理中汤（供方者　吴苏柳）

组成：旋覆花、白术、生姜、法半夏各10g，党参20g，代赭石30g，炙甘草6g，大枣5枚。

功效：降逆化痰，健脾和胃。

主治：胃癌术后，形体消瘦，面色萎黄，呃逆频频，声音较响，持续时间在24小时以上，经用镇静剂、解痉剂等常规治疗无效者。

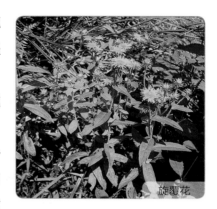

旋覆花

用法：每天1剂，浓煎取汁100mL，予口服或鼻饲，每次50mL，早晚各1次。

加减：伴腹满便秘者，加制大黄10g、厚朴6g；胃寒者，加丁香、高良姜各10g；痰多者，加茯苓、陈皮各10g；发热者，加竹叶10g，生地黄30g；胃阴虚者，加沙参、麦冬、石斛各10g。

注解：呃逆俗称打嗝，是物理或化学等因素刺激胸颈髓段及延髓等处的迷走神经或膈神经反射中枢，引起膈肌、肋间肌及咽喉肌不自主收缩或痉挛的一种临床症状。中医认为，呃逆的发生多由于胃气上逆动膈。胃癌术后脾胃虚弱，痰浊内阻，阻滞气机，气动上逆所致。方中旋覆花行水下气消痰，代赭石坠痰降气，丁香降逆理气，合治胃气上逆、呃逆呕吐，诸药合用，使中焦健运，清升浊降，则呃逆可解。

水鼓（肝硬化腹水）

水鼓，系因肝脾受伤，疏运失常，气血交阻，致水气内停，出现腹满胀大为主要临床表现的病症。相当于肝硬化腹水。

诊断依据：①初起脘腹作胀、腹膨大，食后尤甚。叩之呈鼓音或移动性浊音。②继则腹部胀满高于胸部，重者腹壁青筋暴露，脐孔突出。③常伴乏力、纳呆、尿少、浮肿、出血倾向等。可见面色萎黄，黄疸，肝掌，蜘蛛痣。④血浆白蛋白降低，球蛋白增高，白/球蛋白比值降低或倒置，丙种球蛋白升高，白细胞及血小板降低，凝血酶原时间可延长。⑤腹部B超或CT检查，可见腹腔内大量积液，肝缩小，脾增大及门脉增宽。X线食管钡餐造影及胃镜检查，可见食管、胃底静脉曲张。腹水检查符合漏出液。⑥本病要与腹腔内肿瘤及结核性腹膜炎等疾病相鉴别。

方二十二　左金棱甲消坚散（供方者　潘瑜江）

组成：川连30g，吴茱萸5g，炒白术120g，三棱、莪术各60g，茵陈20g，皂角刺30g，昆布20g，柴胡、郁金各60g，炮山甲30g。

功效：清热利湿，理气活血，软坚散结。

主治：肝脾大，肝硬化腹水，亦可治疗脂肪肝、酒精肝。

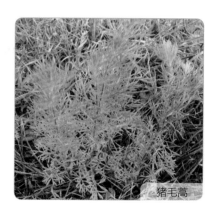
猪毛蒿

用法：共研细末，每次早晚饭前各服5g，用温蜜水送服。或用蜜为丸，每丸8g，白开水吞服，早晚饭前各1丸。

主审点评：为了进一步加强保护濒危野生动物的力度，2020年6月5日，中国将穿山甲由国家二级保护野生动物，提升至一级。禁止对穿山甲制品的一切贸易。同时将《中国药典》中的"穿山甲"条目予以删除。故欲用此方者，应考虑能否买到穿山甲。或用其他活血通经药，如王不留行等代之。

方二十三　逐水饼（供方者　潘瑜江）

组成：芒硝（玄明粉）50g，葱白7根（取土葱地下部分5~7cm连须）。

功效：逐水消肿。

主治：重症肝硬化急性首发症（指第一次发作），周身、四肢、阴囊肿甚，尿闭，不能弯腰转身者；早期肝硬化腹水。

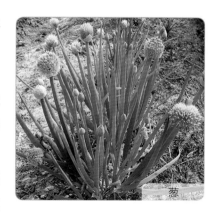
葱

用法：将葱白洗净，晾干水分（或抹干），捣烂为泥状，加入芒硝再捣匀，制作成中厚边薄之药饼（6cm×6cm），贴神阙穴（肚脐），盖以大张桑叶、芭蕉叶或保鲜膜等，以防干燥，再用纱布包裹一周。

注解：肝硬化腹水是一种常见的慢性进行性、弥漫性的肝病，是肝硬化肝功能失代偿时最突出的临床表现，属中医"鼓胀"范畴，临床以腹大胀满、绷紧如鼓、皮色苍黄、脉络显露为特征。以上两方中白术健脾益气，皂角刺、昆布软坚柔肝、柴胡、郁金、吴茱萸疏肝理气，三棱、莪术、炮山甲行气活血，川连、茵陈、芒硝、葱白除湿利水。补虚不忘实，泻实不忘虚，攻补兼施，共奏清热利湿，理气活血，软坚散结之功效。

积聚（慢性乙型肝炎肝纤维化）

积聚，是腹内结块，或痛或胀的病证。多因情志郁结，饮食所伤，寒邪外袭以及病后体虚，或黄疸、疟疾等经久不愈，以致肝脾受损，脏腑失和，气机阻滞，瘀血内停，或兼痰湿凝滞，而成积聚。

诊断依据：慢性乙型肝炎肝纤维化，主要根据肝组织病理学检查结果判断，B超检查可供参考。B超检查表现为肝实质回声增强、增粗，肝表面不光滑，边缘变钝，肝、脾可增大。但肝表面尚无颗粒状，肝实质尚无结节样改变。血清透明质酸（HA）、层粘连蛋白（LN）、Ⅲ型前胶原（PCⅢ）及Ⅳ型胶原（Ⅳ–C）4项中至少有2项异常。

方二十四　蛇虎丹七汤（供方者　黄敏华）

组成：白花蛇舌草、丹参、黄芪、茵陈各30g，柴胡、虎杖各10g，川芎、大黄、三七粉（分2次吞服）各6g。

功效：清热利湿退黄，益气活血化瘀。

主治：慢性乙型肝炎肝纤维化。

用法：每日1剂，分早晚2次温服。

注解：本病属于中医"胁痛""积聚"等范畴，多系湿热疫毒之邪内侵，缠绵日久，伤及脏腑、气血，肝气郁结，气血瘀滞，痰浊胶结而成。治疗重在清热利湿退黄，益气活血化瘀，本方不仅在改善肝纤维化血清学指标方面具有显著的效果，且对改善肝功能和临床症状亦有很好的疗效。

便　秘

便秘，系因气阴不足，或燥热内结，腑气不畅所致，以排便间隔时间延长，大便干结难解为主要临床表现的病症。常指习惯性便秘。

诊断依据：①排便时间延长，2天以上一次，粪便干燥坚硬。②重者大便艰难，干燥如栗，可伴少腹胀急、神倦乏力、胃纳减退等症。③排除肠道器质性疾病。

方二十五 何人行舟饮（供方者 高振章）

组成：生何首乌20～30g。

功效：润肠，通便。

主治：肠风脏毒蕴结便秘，及肠胃功能紊乱引起的便秘。

用法：取鲜生首乌切片水煎服，一次未效，可连服第二次。小儿减半或成人的四分之一用量。

注解：生首乌治便秘一定要鲜用，切片晒干后则疗效欠佳，不宜久煎，15～20分钟为宜，对于肠梗阻等外科急腹症患者不提倡使用。

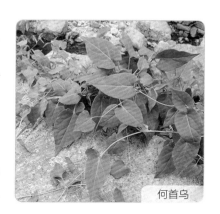
何首乌

主审点评：据报道，长期大量服用生首乌可产生肝毒性，损伤肝功能。故不宜久服，便通即停药，或改用其他润肠通便药，如番泻叶、麻仁润肠丸等。

肠易激综合征

反复发作的腹痛或不适，最近3个月内每个月至少3天出现症状，合并以下2条或多条为肠易激综合征：①排便后症状改善。②发作时伴有排便频率改变，每周排便＜3次。③发作时伴有大便性状或外形改变：块状便或硬便。④排便费力或不尽感。⑤腹胀。

实验室检查、X线钡剂灌肠、结肠镜检查、黏液活检基本正常。

方二十六 痛泻要方加味（供方者 曾祥武）

组成：柴胡10g，赤芍、白芍各20g，炒白术15g，茯苓15g，陈皮10g，枳壳10g，防风15g，甘草10g。

功效：疏肝健脾，化湿祛浊。

主治：肠易激综合征，表现为下腹或脐周疼痛不适，大便含黏液，便秘与腹泻交替出现，大便常规正常，X线钡剂灌肠造影无异常，排除器质性病变。

用法：每日1剂，水煎服，早晚各1次。

加减：嗳气恶心者，加半夏、厚朴；肢倦乏力者，加党参、黄芪；腹冷痛、便溏、遇冷加剧者，加吴茱萸、乌药；大便溏黏不爽、口苦、舌红者，加木香、黄连；畏寒肢冷、五更泄泻者，加附子、肉桂、补骨脂。

注解：肠易激综合征是常见的肠道无结构上缺陷的功能性疾病，其发病与神经调节紊乱、精神情志异常密切相关。中医属"泄泻""便秘""腹痛"范畴，其发病多由情志不调、饮食不节等复合因素所致，病在脾胃，涉及肝肾。治宜疏肝健脾、化湿祛浊，痛泻要方中柴胡、枳壳疏肝理气，当归、芍药养血柔肝，两者配伍，一疏一柔，使肝气条达，肝阴得以滋润，气血得以调和，再加白术、茯苓、甘草健脾补虚，陈皮理气醒脾，防风升清止泻，诸药合用，共奏良效。服药期间嘱患者忌生、冷、硬及油腻肥厚辛辣之品。

中暑（发痧）

中暑，是指在高温环境下人体体温调节功能紊乱而引起的以中枢神经系统和循环系统障碍为主要表现的急性疾病。

诊断依据：①在高温环境下出现全身乏力、头昏肢倦、胸闷恶心、口渴多汗等症。如离开高温环境，休息后可恢复正常，为先兆中暑。②面色潮红，胸闷烦躁，皮肤干燥，呼吸急促，大量汗出，恶心、呕吐，面色苍白，血压下降，为轻度中暑。③上述症状持续不解，继现汗闭高热、头痛、呕吐、神昏肢厥，或肢体痉挛抽搐等症，为重症中暑。④多有夏季暴晒或高温环境下体力劳动、长途行走、田间作业史。年老、产妇、慢性体弱病员可在通风不良及过度疲劳、过量饮酒等情况下发生。⑤须与暑瘟、疫疟、脑卒中（中风）、食物中毒等鉴别。

方二十七 （供方者 高振章）

组成：红木香根或根皮10～30g。

功效：理气，和胃，止痛。

主治：中暑（痧症）之头晕、腹胀、发斑。

用法：切片或小段，煎服。

加减：加徐长卿全草适量。

注解：红木香又名紫金皮，来源于长梗南五味子。宣平俗称猢狲藤根，武义俗称秤锤根。本

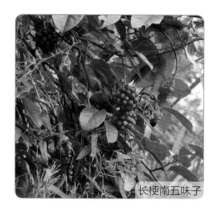
长梗南五味子

药尚可用于蛔虫痛、跌打损伤，红木香根水煎服；胃痛，用红木香根皮研粉，每次3g，每天2次，开水冲服；预防中暑、晕车、晕船，泡茶饮；外伤肿痛，用根皮加黄酒捣烂外敷。

方二十八 （供方者　雷子昌）

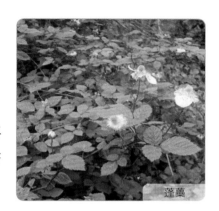

蓬蘽

组成：蓬蘽鲜根500g。

功效：消炎解毒，清热镇惊，活血及祛风湿。

主治：中暑发痧。

用法：取蓬蘽鲜根500g，先用清水洗净，再用冷开水冲洗，放石臼中捣碎，用干净纱布滤挤出汁服下。

方二十九　祛痧饮（供方者　陈建平）

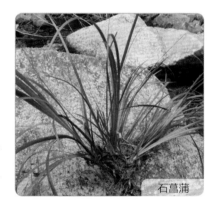

石菖蒲

组成：荷叶10g，细辛3g，石菖蒲、徐长卿、紫金皮各10g。

功效：理气解暑，和中通阳。

主治：中暑发痧。

用法：每日1剂，水煎2次，混合，分2次服。

加减：气虚、舌边有齿痕者，加西洋参3～5g，或党参10～15g；舌苔厚腻者，加苍术15～30g，藿香、佩兰各10g；周身胀痛者，加羌活、威灵仙各10g，若有大豆卷，加用15g则益佳；纳呆便溏者，加薏苡仁15g，六神曲12g；胸闷较重者，加乌药15g，木香10g。

注解：中暑，又称发痧，古称臭毒、青筋、瘴气，除了高温、烈日曝晒外，工作强度过大、时间过长、睡眠不足、过度疲劳等均为常见的诱因。其发病机制，由于中气本虚，触冒秽毒，遂成痧胀，由虚至实。发痧症状，与外感风热相似，可根据有无表症判断：若有鼻塞、流涕之症，则属风热客肺；若无感冒风热的鼻塞、流涕之症，亦无高热，则当属痧胀。若有高热，无汗或大汗淋漓，则属中暑。民间往往将发痧与中暑等同，实则中暑可归类于发痧，唯为其中之一而已。对于发痧，一要早治，二不可吃补药，三在未恢复前须忌荤腥，以清淡饮食为宜。

心悸（心律失常）

心悸，是由心失所养或邪扰心神，致心律异常，自觉心慌悸动不安的病症，多见于心神经官能症及心律失常。

诊断依据：①自觉心脏搏动异常，或快速或缓慢，或搏动过重，或忽搏忽止。呈阵发性或持续不解，神情紧张，心悸不安。②伴有胸闷不适、心烦寐差、颤抖乏力、头晕等症。中老年患者，可伴有心胸疼痛，甚则喘促、汗出、肢冷，或见晕厥。③可见数、促、结、代、缓、迟等脉象。④常有情志刺激、惊恐、紧张、劳倦、饮酒等诱发因素。⑤血常规、红细胞沉降率（血沉）、抗链"O"、三碘甲状腺原氨酸（T_3）、甲状腺素（T_4）及心电图、X线胸部摄片、测血压等检查，有助明确诊断。

方三十　加味炙甘草汤（供方者　巩惠琴）

组成：炙甘草18g，麦冬10g，生地12g，桂枝6~10g，阿胶（烊化）10g，党参15~30g，黄芪30g，丹参30g，赤芍20g，苦参10g，五味子15g，酸枣仁5g。

功效：滋阴温阳止悸。

主治：心悸（心律失常）。

用法：每日1剂，水煎2次，混合浓缩至300~400mL后分2次口服。

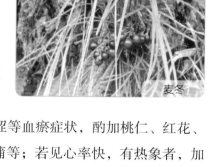
麦冬

加减：见唇甲青紫、舌质紫暗或有瘀斑、脉涩等血瘀症状，酌加桃仁、红花、归尾；兼有痰浊者，加瓜蒌、薤白、半夏、石菖蒲等；若见心率快，有热象者，加大苦参剂量，并酌加黄连、山栀；心悸甚者，加龙骨、牡蛎、琥珀；血虚甚者，加当归、熟地黄；若见心率缓慢或兼有汗出、怕冷等阳虚证者，可去苦参，加干姜、附子、细辛或淫羊藿、巴戟天；心力衰竭者，加泽泻、猪苓、车前子。

注解：心律失常的主要病机为气阴两虚，但往往虚中夹实，虚实相兼，如气阴亏虚常伴有气滞血瘀，阴虚火旺可夹痰热，阳虚易夹水饮、痰浊。同时，虚实可以互相转化，因气为血帅，心气虚则血行不畅，易致气滞血瘀等。因此，气滞血瘀、痰浊阻滞、阳气虚衰，也是导致心律失常的重要病机。临症应辨明虚实主次及兼夹之证，才能药到病除。炙甘草汤见于《伤寒论》，是治疗脉结代、心动悸的名方，为历代医家所推崇。本方既能益气补血滋阴，又能壮心阳通血脉，在此基础上加黄芪、丹参更增加了补气活血的功能，使胸中大气得振，心脉得以灌注。

急、慢性肾炎

急性肾炎和慢性肾炎主要区别：前者发病的时间较短，一般是2个月内，起病急骤，肾彩超检查无肾的大小及结构的改变；后者发病缓慢迁延，一般超过2个月，既往常有肾病等病史，肾彩超检查提示肾的大小或结构有改变，最终可发展导致肾衰竭。其临床表现基本相同，主要为：

1. 尿异常：几乎全部患者均有肾小球源性血尿，部分患者可有肉眼血尿。对于慢性肾炎患者来讲，尿异常是必有的现象，包括尿量变化和镜检的异常。有水肿的患者会出现尿量减少，且水肿程度越重，尿量减少越明显。当患者的肾受到严重损害，尿的浓缩–稀释功能发生障碍后，还会出现夜尿量增多和尿比重下降等现象。

2. 水肿：大部分患者有水肿，常为起病的初发表现，典型表现为晨起眼睑水肿或伴有下肢轻度可凹性水肿，少数严重者可波及全身。

3. 高血压：大部分患者出现一过性轻、中度高血压，其血压升高可以是持续性的，也可以间歇出现，少数患者可出现严重高血压，甚至高血压脑病。

4. 肾功能异常：患者常有疲乏、厌食、恶心、呕吐、嗜睡、头晕、头痛、食欲减退、失眠、视力模糊等中枢神经系统症状及腰部钝痛。常因高血压、动脉硬化、贫血而出现心功能不全，尿中长期蛋白质丢失，可引起低蛋白血症。

方三十一 （供方者　俞绶慧）

组成：鲜单头马兰30～50g，五加皮15g，野菰（茅干花）3～5g。

功效：清热解毒，利尿消肿。

主治：急、慢性肾炎水肿。

用法：每日1剂，水煎2次，混合分2次服。10天为一疗程。

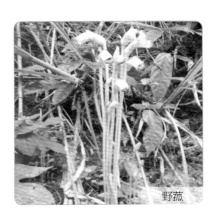
野菰

方三十二 （供方者　俞绶慧）

组成：益母草50g。

功效：活血，利尿消肿。

主治：急、慢性肾炎水肿。

用法：单味水煎服，每日1剂。30天为一个疗程。

注解：益母草功能活血，祛瘀，调经，消水。除为妇科要药外，尚可治疗水肿、小便不利。

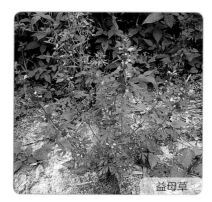
益母草

方三十三　白雪汤（供方者　潘瑞鹏）

组成：六月雪、白茅根各鲜品250g。

功效：清热利湿，利尿消肿。

主治：慢性肾炎引起水肿（肾源性水肿）。

用法：煎服，10天一疗程。

注解：六月雪，俗称千年不大树；白茅根，俗称黄茅草根。

方三十四　荔枝草汤（供方者　杨光成）

组成：荔枝草60g。

功效：清热解毒，凉血止血。

主治：小儿急性肾炎血尿。

用法：每日1剂，煎药取汁300mL，分2次口服。

注解：西医学认为，急性肾炎血尿的形成原因为免疫复合物沉积在肾小球基底膜，使肾小球基底膜断裂，红细胞经过裂缝时受血管内压力挤出而受损，呈现畸形红细胞血尿。本病属中医血

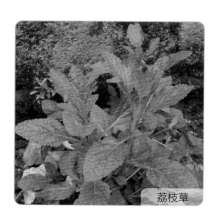
荔枝草

证范畴。中医认为，血尿的发病，主要由心、小肠之火热下迫肾与膀胱，损伤脉络，血溢水道而成；或外感六淫之邪，复因气阴亏虚，阴虚火旺，脾肾不足，固摄无权或气滞血瘀，络阻血溢所致。中医治疗应以清热解毒、凉血止血为主。

荔枝草（别名雪见草、癞蛤蟆草）为唇形科植物荔枝草的地上部分。性凉，味

苦、辛，具有清热、解毒、凉血、止血、利尿作用。现代药理研究表明，荔枝草除有祛痰及抗组胺作用和抗氧化效能之外，还有明显的抗炎作用，可抑制和杀伤多种细菌、病毒，有利于清除体内抗原，减少免疫复合物的形成。

过敏性紫癜性肾炎

过敏性紫癜性肾炎，是指过敏性紫癜引起的肾损害，其病因可为细菌、病毒及寄生虫等感染所引起的变态反应，或为某些药物、食物等过敏，或为植物花粉、虫咬、寒冷刺激等引起。临床表现除有皮肤紫癜、关节肿痛、腹痛、便血外，主要为血尿和蛋白尿，多发生于皮肤紫癜后1个月内，有的或可以并见皮肤紫癜、腹痛，有的仅是无症状性的尿异常。

诊断依据：①有确切的皮肤紫癜病史，伴或不伴有消化道或关节症状。②尿检异常，蛋白尿和（或）血尿，伴或不伴有水肿、高血压和肾功能不全。③排除IgA肾病、血小板减少性紫癜、抗中性粒细胞胞质抗体（ANCA）相关性血管炎及系统性红斑狼疮等全身性疾病。

方三十五 化瘀消斑益肾汤（供方者 潘欣可）

组成：紫草9g，丹参、赤芍、丹皮、女贞子各10g，旱莲草20g，防风9g，蝉蜕6g，怀山药、山萸肉各12g，白茅根、生茜草各15g。

功效：活血化瘀，消斑益肾。

主治：过敏性紫癜性肾炎。

用法：水煎服，每日1剂，分2次服。

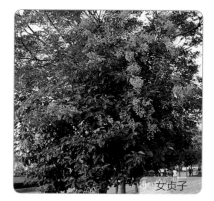
女贞子

加减：血尿者，加琥珀粉、小蓟；有尿蛋白者，加茯苓、泽泻、益母草；热象明显者，加金银花、白花蛇舌草；腹痛明显者，加延胡索、杭白芍；关节痛明显者，加秦艽、羌活、木瓜、牛膝；气虚明显者，加黄芪、太子参；阴虚明显者，加生地黄、麦冬。

注解：过敏性紫癜性肾炎属中医"紫斑""肌衄""尿血""水肿"等范畴。其病机多为素体血热内蕴，复感风邪，或过食燥热荤腥动风之品，或因药物过敏，禀体不受，以致风热相搏，邪毒郁而化热，扰动血络，迫血妄行，外溢于肌肤，内迫于肠胃，甚者累及于肾，故出现皮肤紫癜、腹痛频作，甚者便血、尿血。因离经之血即为瘀，瘀血经久不化，瘀热互结，易使病机复杂化，病情发展，所以活血化瘀贯穿了本病治疗的始终。本方中丹参活血止血，祛瘀生新；赤芍、丹皮、紫草能凉血化瘀消斑；旱莲草、女贞子滋阴降火，凉血止血。怀山药、山萸肉健脾益气。

特发性水肿

特发性水肿，绝大多数发生在中年女性，发病原因不明，可能与卵巢功能变异有关。

诊断依据：水肿部位以头面、双眼睑为主，严重时延及四肢及胸腹部，可反复发作；多在情志不舒时症状加重，伴有月经不调、胸闷、心烦、失眠多梦，经期乳胀，经血色紫黯并夹血块，舌质偏红，脉多弦细；理化检查无器质性病变。

方三十六　逍遥丸加减（供方者　陈应隆）

组成：柴胡、赤芍、白芍、茯苓各15g，丹皮、泽泻各12g，当归、白术各10g，炙甘草6g，红枣7枚。

功效：疏肝解郁，健脾化湿。

主治：特发性水肿。

用法：每日1剂，水煎分2次温服。

加减：心烦、失眠多梦者，加生地黄、夜交藤；经期瘀血多者，加泽兰叶、丹参；浮肿甚者，加猪苓、车前子。

注解：中年妇女情志多变，喜忧善愁，导致内分泌失调，水、电解质代谢障碍引起水肿。这种排除器质性病变引起的水肿，利用中医辨证治疗效果明显。妇女情志相对温柔，喜忧善愁，肝郁是通病，运用疏肝解郁、健脾化湿之逍遥丸正是切中病机，故能取得良好效果。

方三十七　黄芪五苓散加减（供方者　巩惠琴）

组成：黄芪15～30g，白术、猪苓、茯苓、泽泻各15g，桂枝6～12g，香附10g，益母草15g，泽兰10g，冬瓜皮12g。

功效：益气健脾化湿，通阳利水消肿。

主治：功能性水肿。

用法：每日1剂，水煎服，早晚各服1次。

加减：气虚者，加党参、山药；阳虚者，加附子、补骨脂；气郁者，加厚朴、枳壳；血虚者，加当归、丹参；血瘀者，加桃仁、赤芍；阴虚者，加麦冬、山茱萸；颜面浮肿明显者，加苏叶；下肢肿甚者，加车前子、大腹皮；失眠多梦、心悸心烦者，加远志、酸枣仁；头晕头痛者，加白蒺藜、菊花；腰困腿软者，加杜仲、巴戟天。

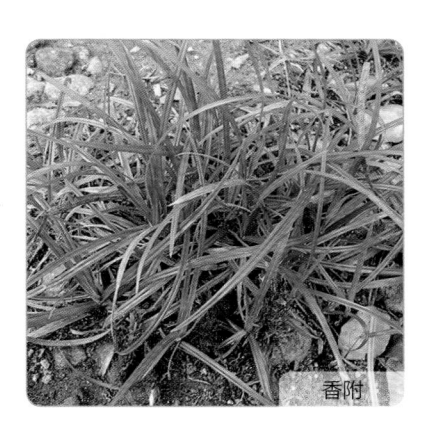

香附

注解：功能性水肿是一种水、电解质代谢紊乱所致的病症，女性多见。水肿以眼睑和双下肢为主，见证轻重不一。本病病势缠绵，反复发作。属中医"水肿""水气""跗肿"范畴。肺居上，通调水道，脾主中，运化水谷和水湿，肾主下焦，司开阖，以司水液吸收、运行、排泄，三脏功能失调，可互为影响。而三脏之中，脾不能运最为重要。因脾气一虚，则上不能输布肺津，下不能益肾利水，使水液内停，泛溢肌肤为肿。针对本病的发病机制，治疗上当以益气健脾化湿，通阳利水消肿为大法。

糖尿病肾病

糖尿病肾病是糖尿病引起的严重和危害性最大的一种慢性并发症，由糖尿病引起的微血管病变而导致的肾小球硬化，是本症的特点。亦是糖尿病患者主要死因。

诊断依据：①有糖尿病病史，多发生于病程长（5年以上），且未能得到有效控制的糖尿病患者。②临床出现微量蛋白尿，尿白蛋白排泄率（UAE）＞200μg/min，或常规检查尿蛋白阳性（尿蛋白定量＞0.5g/24h）或肾病综合征的临床特点，常伴有高血压，晚期出现肾衰竭。③眼底检查有糖尿病视网膜病变。④诊断糖尿病肾病时应排除可导致尿蛋白升高的其他因素。在排除泌尿系感染、糖尿病酮症酸中毒、心力衰竭、肾小球肾炎等情况下，根据尿蛋白定性及肾功能情况来判断。⑤肾活检病理检查有助确诊。

方三十八 祛瘀降浊汤（供方者 叶云生、朱光昕）

组成：生黄芪、益母草、猪苓、鬼箭羽、玉米须、积雪草、山药、生大黄。

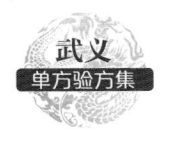

功效：补益脾肾，益气活血，升清降浊。

主治：糖尿病肾病。

用法：每日1剂，水煎，早晚各1次温服。

注解：糖尿病肾病根据其发病机制和临床表现当属于中医学"消渴""水肿""虚劳"范畴。其本在肾，与脾密切相关。脾主升清，脾气散精，主运化统摄，肾司封藏，主开合。消渴日久，"久病多瘀，久病入络"，气血瘀滞，脾肾气虚，固摄无权则精微外泄无度。治疗重在补益脾肾，益气活血，升清降浊以达复阴精，升阳气，气机畅达，络通脉行。黄芪、大黄、鬼箭羽、玉米须等诸药合用，健脾益肾，解毒降浊，相得益彰。

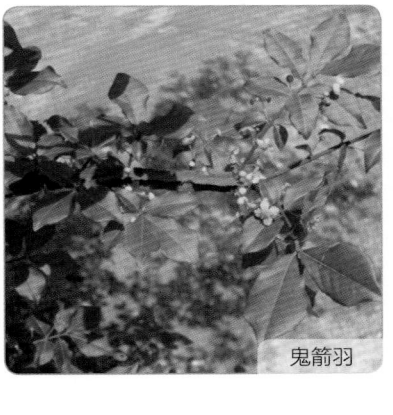

鬼箭羽

石淋（肾结石）

石淋，由湿热久蕴，煎熬尿液成石，阻滞肾系。指泌尿系结石。

诊断依据：①发作时腰腹绞痛，痛及前阴，面色苍白，出冷汗，恶心、呕吐。可伴有发热、恶寒，小便涩痛频急，或有排尿中断。②肉眼可见血尿，或小便有砂石排出。③尿常规检查有红细胞。④肾系B超检查，或X线腹部平片、肾盂造影等可明确结石部位。必要时做膀胱镜逆行造影。

方三十九 （供方者　俞绶慧）

组成：鲜连钱草50~100g。

功效：清热解毒，利尿排石。

主治：湿热久蕴，煎熬尿液成石，阻滞肾系所致之小便涩痛频急、或排尿有中断、或小便有砂石排出等症。

用法：每日1剂，水煎2次，混和分2次服。

注解：连钱草，武义俗称十八缺。

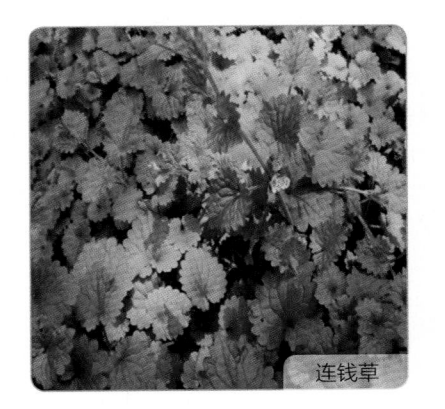

连钱草

肾结石是一种泌尿系统常见病、多发病，男性发病多于女性，多发生于青壮年，可单侧或双侧发病。左右侧的发病率无明显差异。40%~75%的肾结石患者有不同程度的腰痛。结石较大，移动度很小，可表现为腰部酸胀不适，或在身体活动增加时有隐痛或钝痛；较小结石引发的绞痛，常骤然发生腰腹部刀割样剧烈疼痛，呈阵发性，发作时可伴尿急、尿频症状，排尿时可见血尿现象。肾区（病侧）可有叩击痛。输尿管结石及膀胱结石亦可出现相同症状，故当包括在石淋之中，亦即石淋就是指泌尿系结石。正常输尿管狭窄部内径只有 5 ~ 7mm，若结石过大，一般难以正常排出，须选择碎石或手术取石。

方四十　金琥通淋汤（供方者　陈建平）

组成：琥珀（研末吞服）、生鸡内金（研末吞服）各6g，海金沙、金铃子、郁金、冬葵子各10g，六一散30g，金钱草50g。

功效：利水通淋排石。

主治：湿热久蕴，煎熬尿液成石，阻滞肾系所致之小便涩痛频急、或排尿有中断、或小便有砂石排出等症。

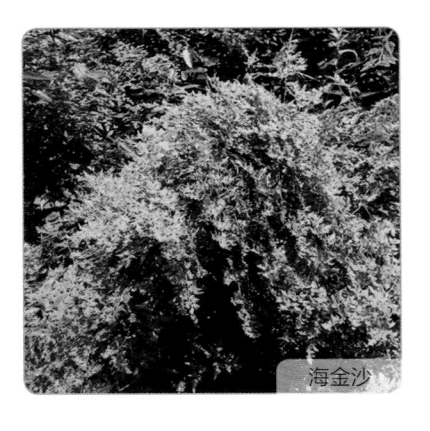
海金沙

用法：每日 1 剂，水煎 2 次，混合分 2 次服；琥珀、生鸡内金研末吞服。

加减：伴肾盂积水、输尿管扩张者，加赤小豆30g，三叶青10g，泽泻10 ~ 30g，桂枝6 ~ 10g，车前子10 ~ 30g；兼见血淋（伴见肉眼血尿或尿检提示红细胞阳性者），加萹蓄10g，白茅根30g；大便秘结者，加生大黄10g（后下）；尿急、尿频、尿痛症状严重者，再加车前子10 ~ 15g、石韦、瞿麦各10g；腰腹部疼痛较剧者，加生白芍10g，玄胡10 ~ 15g，乌药10g；有气虚症状者，加生黄芪10 ~ 30g，炒白术10 ~ 15g。

注解：本方由"五金"（生鸡内金、金钱草、海金沙、金铃子、郁金）乃已故名中医、中国中医研究院陈苏生研究员生前治疗结石症所习用之组方，加冬葵子、六一散而成，琥珀、生鸡内金二味药研末吞服其效更佳。

癃　闭

癃闭，由于膀胱气化不利，尿液排出困难，小便不利，点滴而出为"癃"；小

便不通，欲解不得为"闭"，一般合称癃闭。相当于尿潴留。

诊断依据：①小便不利，点滴不畅，或小便闭塞不通，尿道无涩痛，小腹胀满。②多见于老年男性，或产后妇女及手术后患者。③男性直肠指诊检查可有前列腺肥大，或膀胱区叩诊明显浊音。④做膀胱镜、B超、腹部X线等检查，有助诊断。

方四十一 （供方者　潘瑞鹏）

组成：田螺1个，蝼蛄1只。

功效：清热利尿，活血消肿。

主治：前列腺炎或增生肥大、肾功能不全、肝硬化腹水、前列腺增生或肥大引起的小便不通或不畅。

用法：田螺1个去壳，与活蝼蛄一同捣烂，置保鲜膜上贴于肚脐眼，24小时一换，连用3天后，再隔日一剂。

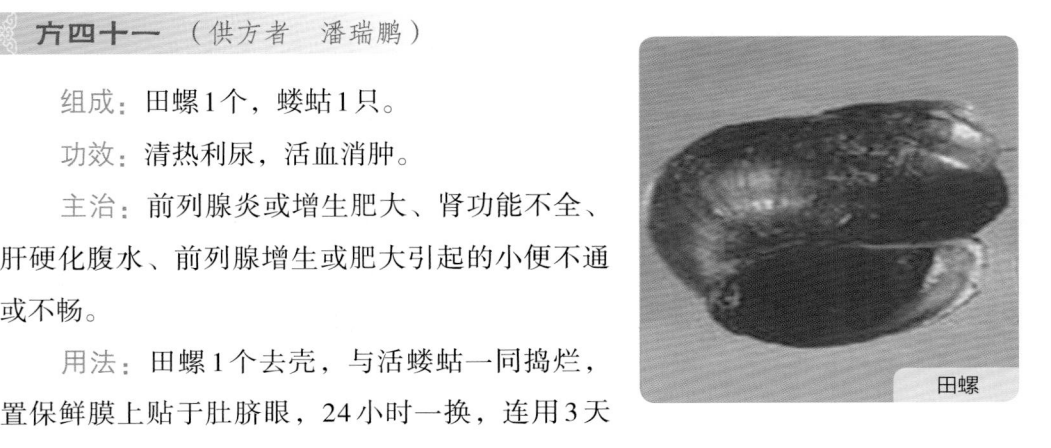
田螺

方四十二 （供方者　雷子昌）

组成：大蓟根1500g。

功效：凉血止血，散瘀消肿。

主治：尿道炎症水肿、前列腺肥大、急性前列腺炎或结石引起的尿潴留。

用法：洗净捣烂绞汁服。

注解：大蓟，武义又称牛口部刺，宣平俗称野红花。味甘、性凉、无毒，功能凉血止血、祛瘀消肿。按常规应说其用量过重，唯其无毒，且经供方者确认。

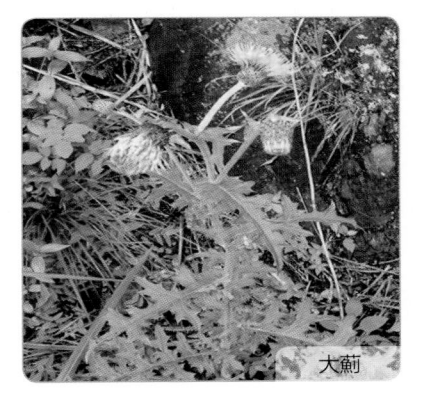
大蓟

方四十三　益气利水汤（供方者　巩惠琴）

组成：黄芪30g，白术、茯苓各15g，当归、桃仁、通草、桂枝、桔梗、泽泻、枳壳各10g。

功效：益气扶中，活血利水。

主治：产后尿潴留引起的小腹胀痛，小便淋沥难出，少气懒言，汗出浸衣，恶露量少，色暗。

用法：每日1剂，水煎2次，分2次服。服药期间停用他药，并鼓励患者腹式呼吸。留有导尿管的，服药后将导管夹住，让膀胱充盈后再拔去导管。

加减：口渴者加生地黄、麦冬；腹痛甚、剧按，恶露不下者加益母草；消化不良者加鸡内金；自汗、盗汗者加浮小麦、大枣；大便不通者加生大黄；尿赤等下焦湿热明显者加黄柏、冬葵子；会阴侧切伤口肿痛者加金银花、蒲公英。

注解：产后尿潴留是产科的常见病之一，多见于初产妇，特别是剖宫产及会阴侧切者为多。产后尿潴留属中医"癃闭"范围，其原因不外虚实两端，虚者多因分娩时用力过度，流血较多，伤气耗血，致肺脾气虚，膀胱气化无权。实者多因临产心怀忧惧，精神紧张，气郁血瘀；或产伤胞络，血脉瘀阻，而致水道不通。临床上两者常相互存在，虚实夹杂，本病因虚多实少的特点，采用益气扶中为主，活血利水为辅的方法治疗。

风湿痹

风湿痹，由于风寒湿热等外邪入侵，闭阻经络关节，气血运行不畅，以全身关节呈游走性红、肿、重着、疼痛为主要临床表现。常指风湿性关节炎。

诊断依据：①以四肢大关节走窜疼痛为主，伴重着、酸楚、麻木、关节屈伸不利。多有恶寒、发热等症。②病前多有咽痛或乳蛾史，或涉水淋雨、久居湿地史。③部分患者可有低热，四肢环形红斑，或结节性红斑。常可心脏受累。④红细胞沉降率（血沉）增快，抗链"O"大于500单位。

方四十四 （供方者 俞绥慧）

组成：凌霄花根50g。

功效：活血止痛。

主治：风寒湿相合侵犯肌络或陈伤导致气血瘀结不通而引起的肌肉、关节疼痛。

用法：每日1剂，水煎2次，混合，分2次服。5日为一疗程。

注解：凌霄花为紫葳科藤本植物凌霄的花，

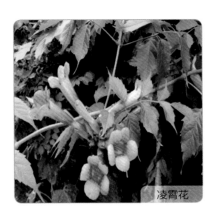
凌霄花

系常用中药。味辛，性微寒，归肝、心包经。其作用为祛瘀通经，凉血祛风。本方所用为凌霄之根。

方四十五 （供方者　徐国富）

组成：虎刺鲜根50～100g。

功效：祛风利湿，活血止痛。

主治：风湿关节炎、肩周炎、痛风。

用法：水煎2次，早晚分服。

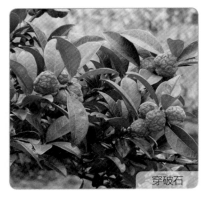
虎刺

方四十六 （供方者　项葛霖）

组成：穿破石（胃芒）、清风藤各30g，徐长卿10g。

功效：祛风除湿，散寒温经，通络止痛。

用法：水煎服。

注解：《素问·痹论》曰："风寒湿三气杂至，合而为痹也。其风气胜者为行痹，寒气胜者为痛痹，湿气胜者为着痹也。"行痹游走疼痛，痛痹疼痛剧烈，着痹麻木、重着。穿破石驱风、通络；清风藤驱湿、通络；徐长卿除湿、温经、通络，合之共奏良效。

穿破石

尪痹

尪痹，由风寒湿邪客于关节，气血痹阻，导致以小关节疼痛、肿胀、晨僵为特点的疾病。本病指类风湿关节炎。

诊断依据：①初起多以小关节呈对称性疼痛、肿胀，多发于指关节或背脊，晨僵，活动不利。②起病缓慢，反复迁延不愈，逐渐形体消瘦。常因感受风寒湿邪而反复发作。③病程日久受累关节呈梭形肿胀，压痛拒按，活动时疼痛。后期关节变形僵直，表面光滑，周围肌肉萎缩。少数病例有皮下结节。④化验检查类风湿因子阳性，发作期红细胞沉降率（血沉）可增快。X线摄片可见骨质疏松改变，或关节骨面侵蚀呈半脱位或脱位，以及骨性强直、关节面融合等。

方四十七 祛痹清热活血汤（供方者 吴锦美）

组成：土茯苓、金银花各30g，苍术、黄柏、丹参、赤芍、莪术、青风藤、蜈蚣、露蜂房各15g。

功效：通利关节，消肿止痛。

主治：类风湿关节炎。

用法：每日1剂，水煎400mL，早晚2次温服。

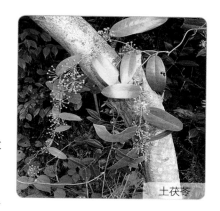
土茯苓

注解：明·秦景明著《幼科金针》曰："痹者，内因肝血不足，外被寒湿所中，盖肝主筋，痛一身血脉也。"若肝脏生理功能出现异常，肝血亏虚，是导致周身筋脉失于濡养，关节屈伸不利、甚至变形的重要原因。治疗重在调理肝、肾，使"经脉流行，筋骨劲强，关节清利"。

土茯苓又称"奇良"。

骨痹（骨质增生）

骨痹，由于年老体衰，骨失滋养，气血失调，所致局部或全身骨关节退化改变。临床表现以大关节疼痛，活动受限为主症。多见于退行性骨关节病、肥大性改变等。

诊断依据：①初起多见腰腿、腰脊、膝关节等隐隐作痛，屈伸、俯仰、转侧不利，轻微活动稍缓解，气候变化加重，反复缠绵不愈。②起病隐袭，发病缓慢，多见于中老年。③局部关节可轻度肿胀，活动时关节常有咔嚓声或摩擦声。严重者可见肌肉萎缩，关节畸形，腰弯背驼。④X线摄片检查：示骨质疏松，关节面不规则，关节间隙狭窄，软骨下骨质硬化，以及边缘唇样改变，骨赘形成。⑤查红细胞沉降率（血沉）、抗链"O"、黏蛋白、类风湿因子等与风湿痹、尫痹相鉴别。

方四十八 骨刺散（供方者 何祝武）

组成：威灵仙50g（酒炒），狗脊（酒浸）、川断（盐水炒）、补骨脂、熟地、骨碎补、地鳖虫、炮山甲、血竭、当归、防风、透骨草、木瓜各30g，白花蛇2条，生白芍40g，赤芍、桑寄生、鹿含草、乌梢蛇、蒲公英、杜仲、山茱萸、鹿角片、羌活各30g，生甘草15g。

功效：补肾祛寒，疏风化湿，化瘀通络，散结止痛，强筋壮骨。

主治：肾虚骨痹之颈椎骨质增生、腰椎骨质增生、腰椎间盘突出症伴有坐骨神经痛、膝关节骨刺、足跟骨刺等。

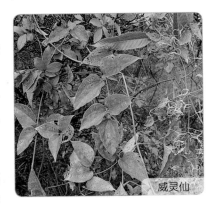
威灵仙

用法：以上为一个疗程用量，晒干，共研成粉，每次服用10g，每日3次。休息10天，再服用第二个疗程用药，连续服用3～5个疗程，直至临床症状消失，自我感觉良好后停药。

加减：①颈椎病神经根型：症见后颈项肿痛，双肩（骨甲）疼痛，手臂疼痛，手指麻木，加桂枝或桑枝10g，羌活30g，姜黄10g，鸡血藤、生薏苡仁、伸筋草各30g。②颈椎病血管型：症见后颈项肿痛，头昏眩晕，呕吐，耳鸣，起床时易眩晕或转颈时发生眩晕者，加天麻6～10g，钩藤、姜半夏、陈皮、生白术、泽泻、茯苓。③颈椎病食管型：症见后颈项肿痛，喉中痰黏感，有如炙脔，吐之不出，吞之不下，或咽部干咳、燥痒者，加桔梗、金果榄、姜半夏、橘红、合欢皮、香茶菜。④腰椎骨质增生伴有坐骨神经痛者：加川牛膝、地龙、泽兰、丹参、乳香、没药、鸡血藤、薏苡仁、伸筋草。⑤双膝关节骨刺者：加川牛膝、泽兰、地龙、松节。⑥足跟骨刺者：加川牛膝、地龙、苏木。

注解：风、寒、湿三气杂至，合而为痹。痹之为病，气血闭阻，肝肾受损，脾胃不和。方中之药祛风、寒、湿三气，行气活血，补益肝肾为治痹之基础。骨痹病程缠绵，疗程长，治疗贵在坚持，不可动辄换方，尤其是表现为酸痛、刺痛或症状不太严重的患者。临床有治疗10多天不见效的，若再坚持一两个疗程就会有效。也有疼痛较重，治疗后很快痛止的，此类患者也要坚持治疗，否则，容易复发，治疗会越来越难。痹症治疗，贵在坚持。

主审点评：见方二十二。

痛　风

痛风，系由湿浊瘀阻、留滞关节经络，气血不畅所致。以趾、指等关节红肿疼痛或伴发热等为主要临床表现。

诊断依据：①多以单个趾、指关节，卒然红肿疼痛，逐渐痛剧如被咬，昼轻夜甚，反复发作。可伴发热、头痛等症。②多见于中老年男子，可有痛风家族史。常因劳累、暴饮暴食、吃高嘌呤食物、饮酒及外感风寒等诱发。③初起可单关节发病，以第一跖趾关节为多见。继则足踝、脚跟、手指和其他小关节，出现红、肿、热、痛，甚则关节腔可渗液。反复发作后，可伴有关节周围及耳郭、耳轮及趾、指骨间出现"块瘰"（痛风石）。④血尿酸、尿尿酸增高。发作期白细胞总数可增高。⑤必要时做肾B超、尿常规、肾功能等检查，以了解痛风后肾脏病变情况。X线摄片检查：可示软骨缘邻近关节的骨质有不整齐的穿凿样圆形缺损。⑥正常饮食状态下，非同日两次空腹血尿酸水平男性高于420μmol/L，女性高于360μmol/L，而无关节炎、痛风石、尿酸结石等临床症状，排除肝肾功能异常、急性痛风发作，已使用降血尿酸药物、心脑血管疾病、糖尿病、精神疾患。

方四十九　泄浊解毒活血方（供方者　杨光成）

组成：秦皮、炒黄柏、萆薢（绵萆薢）、丹参、鸡矢藤、金银花各15g，金钱草、黄芪各20g，甘草10g。

功效：祛湿泄浊，活血化瘀，益气解毒。

主治：痛风（毒瘀互结）。

用法：每日1剂，水煎2次，取汁300mL左右，分早晚两次服用。

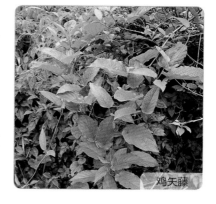
鸡矢藤

注解：高尿酸血症是人体嘌呤代谢障碍所引起的代谢性疾病，是指血液中尿酸盐过饱和的一种病理状态。随着近年来经济的发展，生活水平的提高，高尿酸血症的发病率呈逐年上升的趋势。该病不仅可直接导致痛风性关节炎、尿酸性肾病，而且与糖尿病、冠心病、高血压、高脂血症等疾病关系密切。高尿酸血症中医无此病名，又因其未出现痛风发作尚无典型临床症状，依据该病发病患者具有平素嗜食膏粱厚味、且多伴有肥胖之特征，其病机当为素体气虚，过食肥甘之物致使脾胃呆滞，运化失司，水谷不得化为精微而酿生痰浊湿邪，痰浊之毒郁滞日久可影响气血之通畅运行而生瘀，故临症治疗重在祛湿泄浊，活血化瘀，佐以益气解毒之剂。泄浊解毒活血方用秦皮、萆薢、鸡矢藤利湿泄浊，金钱草、黄柏祛湿清热，以防湿郁生热下注而发痛风之症，佐以丹参活血化瘀，既防湿邪郁积日久生瘀，又助湿邪之清除，黄芪益气，以助中焦之运化，甘草调和诸药。

方五十 （供方者 舒灯红）

组成：土茯苓、萆薢、菝葜、薏苡仁各30g，防己、桃仁各10g。

功效：清热化湿，宣痹止痛，化瘀通络。

主治：痛风（湿热瘀浊阻滞）。

用法：每日1剂，形体丰腴者可每日2剂，每剂水煎2次，分次温服。

加减：湿热流注，脉络瘀阻于跖趾关节，足背肿痛为甚者加三妙丸；里热炽盛兼有表证，如

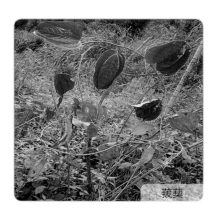
菝葜

上下肢关节卒然红、肿、热、痛，拒按，触之局部灼热，得凉则舒者，加生石膏、知母、桂枝；大便秘结者，去菝葜加生大黄（后下）、秦艽；瘀热内郁者，则基本方加凉血四物汤加减，去川芎、黄芩；喜食肉食者，加生山楂，嗜酒者加枳椇子。

注解：急性期痛风性关节炎，属西医之嘌呤代谢障碍性疾病，以湿热阻遏、瘀热内郁二证为多见。急性期宜卧床休息，抬高患肢，关节疼痛缓解72小时后方可恢复活动。间歇期应注意调节饮食，避免进食动物内脏、海鲜食物或某些药物如酵母、水杨酸类、利尿酸等制剂。多饮水，严格戒酒，劳逸有度，谨防受寒及关节外伤。

第二章　肛肠科疾病方

痔　疮

痔疮，有内痔、外痔和混合痔之分，内痔系发生于齿线以上的静脉曲张团块，又称"里痔"。外痔系发生于齿线以下的静脉曲张团块或赘皮。混合痔系发生于同一方位齿线上下，形成一体的静脉曲张团块。

诊断依据：

内痔：①便血，色鲜红，或无症状。肛门镜检查：齿线上方黏膜隆起，表面色淡红。多见于Ⅰ期内痔。②便血，色鲜红，伴有肿物脱出肛外，便后可自行复位。肛门镜检查：齿线上方黏膜隆起，表面色暗红。多见于Ⅱ期内痔。③排便或增加腹压时，肛内肿物脱出，不能自行复位，需休息后或手法复位，甚至可发生嵌顿，伴有剧烈疼痛，便血少见或无。肛门镜检查：齿线上方黏膜隆起，表面有纤维化。多见于Ⅲ期内痔。

外痔：①肛缘皮肤损伤或感染，呈红肿或溃破成脓，疼痛明显。多见于炎性外痔。②肛缘皮下突发青紫色肿块，局部皮肤水肿，肿块初起尚软，疼痛剧烈，渐变硬，可活动，触痛明显。多见于血栓性外痔。③排便时或久蹲，肛缘皮下有柔软青紫色团块隆起（静脉曲张团），可伴有坠胀感，团块按压后可消失。多见于静脉曲张性外痔。

混合痔：①便血及肛门部肿物，可有肛门坠胀、异物感或疼痛。②可伴有局部分泌物或瘙痒。③肛管内齿线上下同一方位出现肿物（齿线下亦可为赘皮）。

方五十一　（供方者　潘瑞鹏）

组成：田螺1个，冰片5g。

功效：消肿止痛。

主治：内、外痔肿痛出血。

用法：将冰片5g放入田螺体内，遂有大量水流出。清洗患处，外痔用棉签蘸取该水搽患处，早晚各一次，内痔用棉纱浸泡后塞入患处，24小时后取出。一般7天为一疗程。

注解：最好同时服祛火清解中药。田螺非螺蛳，痔疮出血量大或出血不止等情况建议到医院就诊。

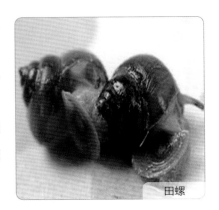
田螺

方五十二 （供方者 雷子昌）

组成：蛞蝓（又称蜒蚰、鼻涕虫）。

功效：清热祛风，消肿解毒，破瘀通经。

主治：内、外痔，混合痔。

用法：取蛞蝓数条，放碗中用凉开水洗净，用白糖敷蛞蝓上并盖好。到第二天化成水糊状，清洗患处，再用棉签蘸药水涂抹于痔疮上，一日2～3次。

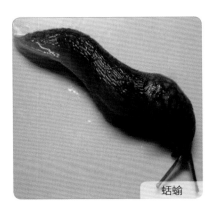
蛞蝓

方五十三 李氏痔疮洗剂（供方者 李明焱）

组成：白矾40g，黄连20g，忍冬藤60g，苦参、黄柏、五倍子、蛇床子各40g，生大黄35g，无花果、鱼腥草各50g，蒲公英30g，荆芥20g。

主治：清热燥湿，消肿、止血、止痛。

用法：加水3000mL，黄连、忍冬藤、苦参、黄柏、五倍子、蛇床子先煎，后加大黄、鱼腥草、蒲公英、荆芥，煎煮15分钟，取汁，加入白矾溶解，趁热熏洗、坐浴30分钟，每日2次。

加减：便秘，加大黄；肛部坠胀，加黄芪30g，升麻8g；肿痛者，加野菊花20g，马齿苋30g。

注解：结缔组织外痔、静脉曲张外痔、血栓性外痔发炎，以苦参为君药，不宜坐浴，以洗为主。

外用芦荟治痔疮（供方者：张立峰）

组成：新鲜芦荟叶片。

用法：

（1）外痔：洗净肛门，割取芦荟叶片、削去绿色的外皮，将流出的白色半透明的胶状黏液直接涂抹在患处，每日重复多次。一般经过数日，疼痛可消失，而且痔核会逐渐缩小、吸收。

（2）内痔：在大便后洗净肛门，将去皮后的芦荟切成小条，直接塞入肛门，每晚睡前再行一次。数日后，内痔便可不再出血了。

注解：中医理论认为，芦荟性寒、味苦、无毒，归肝、胃、大肠经；具有清热泻下、凉肝除烦、杀虫疗疳的功效。北宋初年的《开宝本草》中记载：芦荟主治"热风烦闷，胸膈间热气，明目镇心，小儿癫痫惊风；疗五疳，杀三虫及痔病疮瘘。"

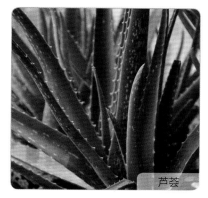

（张立峰，摄于中国中医科学院）

现代科学研究证明，在削去芦荟叶片绿色的外皮时流出的胶状黏液，具有杀菌消炎、抗过敏、防治溃疡、刺激细胞组织再生、促进伤口愈合和止血、止痛的作用。新鲜的黏液外用涂抹皮肤可缓解烫伤、擦伤、刀伤、日晒伤、蚊虫叮咬、皮肤干燥及一些皮肤病的症状。

笔者数年前曾用此法治好了自己的血栓性外痔。

第三章 眼科疾病方

天行赤眼（结膜炎）

天行赤眼，是因外染天行疫疠之气，白睛红赤，相互传染易引起流行的眼病。相当于流行性角膜结膜炎、流行性出血性结膜炎等。

诊断依据：①白睛红赤，或见白睛溢血呈点、呈片，胞睑红肿，黑睛可见星翳。耳前或颌下可扪及肿核。②眼沙涩，灼痛，畏光流泪，甚者热泪如汤，或眵多清稀。③起病迅速，邻里相传，易成流行。

方五十四 （供方者　雷子昌）

组成：吸脓草（葡伏堇）、地丁草各50g，天青地白30g。

功效：清热解毒。

主治：因外染天行疫疠之气所致之白睛红赤，或见白睛溢血呈点、呈片，胞睑红肿等症状。

用法：上述鲜药捣烂成糊状敷于患眼胞皮上一夜。

注解：本病应注意手、眼卫生，并注意清洁用具如毛巾、碗筷等的消毒隔离，以免交叉传染。

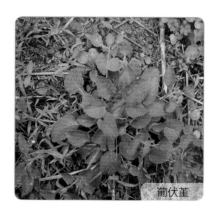
葡伏堇

疳积上目（夜盲症）

疳积上目，是由小儿疳积引起的，初为干涩、夜盲，日久黑睛生翳，甚则溃破穿孔的眼病。相当于维生素A缺乏引起的角膜软化症。

诊断依据：眼部干涩，羞明，频频眨目，暗处或入暮视物不清；有喂养不当、营养不良或慢性泄泻史。

方五十五 鸡盲方（供方者 伍秀荷）

组成：水麦秆（新鲜全草），猪肝适量。

功效：养肝明目。

主治：脾气虚弱、肝阴不足引起的夜盲症。

用法：每日取100g水麦秆和适量猪肝洗净，同煎，煎煮2次，二汁合并，早晚分服药汁及猪肝，3天一疗程，可用4个疗程。

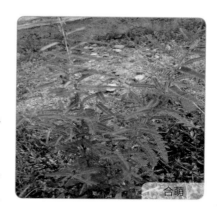

合萌

注解：水麦秆，即合萌，别名田皂角、水松柏、水槐子、水通草，中药名梗通草。常野生于低矮山区的湿润地、水田边或溪流边。药用为合萌的新鲜全草，能清热利湿，祛风明目，通乳。本病由维生素A缺乏引起。中医病因为脾气虚弱，运化乏力，导致肝阴不足；而肝开窍于目，肝阴不足，则目睛失养，以致眼部干涩、羞明而频频眨眼、暗处或入暮视物不清。

第四章 耳鼻喉科疾病方

脓耳（中耳炎）

脓耳，是因邪热上犯耳窍，血腐化脓所致，以鼓膜穿孔、耳内流脓为特征的疾病。相当于化脓性中耳炎。

诊断依据：①以鼓膜穿孔，耳内流脓为主要临床表现。伴有听力下降，急性期可有发热及耳深部痛。②急性脓耳发病急，病程短。病情重或治疗不彻底者迁延成慢性脓耳，病程长。慢性脓耳在感冒、疲劳、耳内进水时常有急性发作。③耳部检查：急性期初见鼓膜充血，色深红。继则穿孔，耳内流脓。慢性期鼓膜穿孔不愈合，长期或间歇性流脓。

方五十六 （供方者　俞绶慧）

组成：鲜虎耳草叶。

功效：清热解毒。

主治：邪热上犯耳窍所致之血腐化脓、耳内流脓之脓耳证。

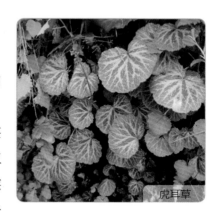
虎耳草

用法：鲜虎耳草叶捣烂绞汁备用。用干棉签拭净外耳道脓血；以棉签蘸3%过氧化氢溶液（双氧水，可用淡盐水代）清洗外耳道；继用棉签擦净外耳道；滴药时，一般取坐位侧偏头或侧卧于床上，外耳道口向上，牵拉耳郭，将外耳道拉直，这样可以使药液沿外耳道缓缓流入耳内。一般每次滴3～5滴，每日滴3～4次。滴液过多不仅浪费药液，而且有引起眩晕等不适反应的可能。滴液后，保持原体位3～5分钟，并用手指轻轻按压耳屏3～5次，通过外力作用使药液经鼓膜穿孔处流入中耳。

注解：病中应防止患感冒。感冒时，人体的免疫力下降，会加重中耳炎的发展。严禁下水游泳，避免因水流进耳朵里，造成再度伤害。为避免刺激内耳前庭器官，滴耳液的温度最好和体温保持一致。在温度较低的环境下滴耳时，可把滴耳液放到40℃左右的温水中温一温，当药液温度与体温接近时再使用。当然，也不能温度过高，造成烫伤。

急喉痹（急性咽炎）及
急乳蛾（急性扁桃体炎）

急喉痹，是由外邪客于咽部所致，以咽痛、咽黏膜肿胀为特征的急性咽病。主要指急性咽炎。

急乳蛾，是因邪客喉核（扁桃体），核内血肉腐败所致，以咽痛、喉核红肿或化脓为特征的咽部疾病。相当于急性扁桃体炎。

诊断依据：①咽痛，吞咽不利，甚则吞咽困难。②双侧扁桃体红肿，表面或有黄白色伪膜，但不超过扁桃体范围，易拭去，不遗留出血创面，两侧颌下淋巴结肿大、并有压痛。③有畏寒、发热、头痛、全身不适等症状。④血液检验白细胞总数和中性粒细胞增高。排除咽白喉、猩红热、溃疡膜性咽峡炎等类似症状。

方五十七　清喉汤（供方者　李育鸿）

组成：铜交杯（杏香兔耳风全草）、白牛膝（根）各20g，麦冬30g（鲜）。

功效：清热解毒，养阴润喉。

主治：外感风热或胃火炽盛引起的急性咽炎、急性扁桃体炎及脓肿。

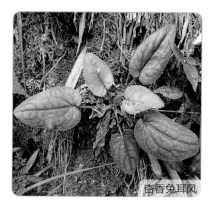
杏香兔耳风

用法：每日1剂，用米泔水（糙米米泔水）代替水煎煮，每剂煎2次，2次汤药混合后分2次早晚饭后服。

加减：咽喉剧痛、扁桃体红肿（由感冒或虚火），加朱砂根、一枝黄花各15g。

注解：此方中的麦冬为杭麦冬或山麦冬，不去心，块根入药。红茎野牛膝禁用。本方偏寒性，脾胃虚寒者慎用。必须用米泔水为药引，否则功效减半。小儿用量减半。朱砂根生深山中，苗高尺许，叶似冬青，叶背尽赤，夏日长茂，根大如筋，赤色，此与百两金仿佛。根及全株入药，味苦性凉。有清热降火、消肿解毒、活血去瘀、祛痰止咳等功效。主治扁桃体炎、牙痛、跌打损伤、关节风痛、妇女白带、经痛诸病。

主审点评：百两金，即八爪金龙，又名八爪龙、八爪根、地杨梅、珍珠伞、矮茶、开喉箭等。为紫金牛科植物。

方五十八 （供方者 李金仙）

组成：苦槠粉25g。

功效：清热生津。

主治：阴虚胃火上炎之咽喉肿痛

用法：苦槠粉用热水调成糊状食用。

注解：槠子为槠子树的果实，分苦槠与甜槠二种。苦槠，味苦、涩、性平无毒，功能涩肠止泻、生津止渴。

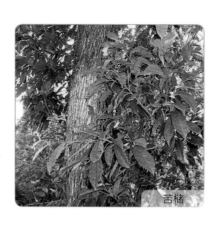
苦槠

梅核气（咽神经官能症）

梅核气，是因情志波动，气机不畅所致，以咽中似有梅核阻塞感为特征的疾病。相当于咽神经官能症。

诊断依据：①以咽内异物感为主要症状，但不妨碍饮食。症状的轻重与情志的变化有关。②一般见于成人，多见于女性。③检查咽喉各部所见均属基本正常，西医排除颈椎病、胃病、咽部肿瘤等疾病。

方五十九 清梅化气汤（供方者 吴苏柳）

组成：法半夏、厚朴、紫苏叶、浙贝母、广郁金各10g，茯苓、牡蛎各15g，柴胡、佛手、桔梗、白蔻仁（后下）、生姜各5g。

功效：理气化痰，疏肝解郁。

主治：梅核气（痰瘀气滞）。

用法：每日1剂，水煎2次，浓缩至200mL左

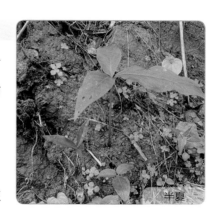
半夏

右，少量频服，以药汁留于咽中时间稍长为宜。

加减：痰多者，加竹茹、陈皮；胸脘胀闷者，加瓜蒌皮、香附、刺蒺藜；异物感重者加旋覆花、代赭石。

注解：梅核气西医称"咽部异感症"，中老年妇女尤为多发，以咽中如有异物阻塞，状如梅核为主症，其症状反复，病程长，较难治愈，严重影响患者的身心健康。究其病因，多为七情所伤，气机郁结、痰气交阻，搏结咽喉，气逆痰结，日久化火，伤阴耗液致病。临床表现多为咽喉不适，自觉有异物梗塞，吐之不出，吞之不下，如梅核，如炙黏于咽喉之处；常伴胸腹胀闷、呃逆、叹息等症；若遇心情愉快，忙而忘忧，则症状减轻，每于饮食不节、心情不畅之时症状加重。患此病者，情绪低落，疑虑重重，恐为不治之症。自拟清梅化气汤为主方，其中以方中所含之半夏厚朴汤涤痰降逆，再加香附、郁金、佛手、浙贝母、柴胡疏肝解郁，白蔻仁行气化湿，牡蛎降气散结，桔梗升提，以升降气机而宽胸。气顺痰消，则梅核气可除，胸闷亦瘥。本方尤适用于痰郁互结之证型，且毒副作用小，作用温和持久，辨证用之，每获奇效。

口　疮

口疮，是口腔黏膜受邪热蒸灼，或失于气血荣养所致，以局部出现小溃疡，灼热疼痛为特征的口腔黏膜病，包括复发性口疮和口疮性口炎。

诊断依据：①以口腔黏膜出现单个或数个直径3～5mm的溃疡，灼热疼痛为主要症状。②起病较快，一般7天左右愈合，若此伏彼起，则病程延长。愈后常易复发。③口腔检查：口腔黏膜溃疡较表浅，圆形或椭圆形，数量少则1～2个，多则10余个，表面有淡黄色分泌物附着，溃疡周围黏膜大多充血。

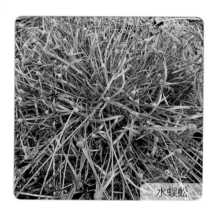

水蜈蚣

方六十　小儿口疳药（供方者　程志源）

组成：水蜈蚣30～50g。

功效：疏风清热，活血止痛。

主治：心脾积热引起的口腔内牙龈、舌体、两颊、上腭、咽峡等发生溃烂，流涎，疼痛。可伴有发热，颌下淋巴结肿大。

用法：取洗净新鲜水蜈蚣全草30～50g，水煎成100～200mL，分2～4次或少量多次一天服完。

注解：水蜈蚣，别名三莶草、三角草、三棱草、一粒珠等。本品性平，味甘、微辛，小儿容易接受。

方六十一 （供方者　徐国富）

组成：蜂蜜。

功效：消炎生肌。

主治：口舌溃疡糜烂。

用法：蜂蜜适量直接涂患处，每日3～4次，涂后半分钟，痛止，轻者1～3天痊愈。

注解：供方者认为以油菜花蜜最佳。实验证实，蜂蜜对链球菌、葡萄球菌、白喉杆菌等革兰氏阳性菌有较强的抑制作用。将蜂蜜涂于患处，可减少渗出、减轻疼痛，促进伤口愈合，防止感染。

牙痛（龋齿、牙周炎）

牙痛，以龋齿及牙周炎为多见。龋齿俗称虫蛀牙；牙周炎则中医病名为"牙宣"，以龈肉肿胀或萎缩，牙根宣露，龈齿间渗出脓血为特征的疾病。主要指牙周炎，亦包括牙龈炎等其他牙周组织病。

诊断依据：①以牙龈出血或龈齿间溢脓，牙齿松动，影响咀嚼为主要症状。②缓慢起病，逐渐加重，严重者发展为全口牙齿松动。病程中可有急性发作的牙周脓肿，局部红、肿、热、痛，脓液量多，伴有发热。③口腔检查：牙龈红肿或萎缩，易出血，牙根宣露，牙齿松动。牙齿上附着牙垢、牙石。龈齿间有逐渐扩大的牙周袋，袋内溢脓，有口臭。

方六十二 （供方者　蓝金寿）

组成：五倍子。

功效：止血、收敛、降火。

主治：龋齿疼痛。

用法：烘干研粉备用，放入龋齿洞中填满。一次见效。

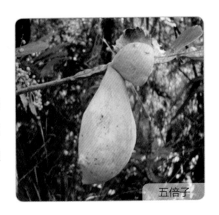

五倍子

注解：五倍子，为漆树科植物盐肤木、青麸杨和红麸杨等树叶上寄生的倍蚜科昆虫角倍蚜或倍蛋蚜形成的虫瘿。盐肤木，在浙江一带称乌酸桃、红叶桃、盐树根。武义俗称扶年桃。

药粉放入后，3天不刷牙。

方六十三 （供方者 俞绥慧）

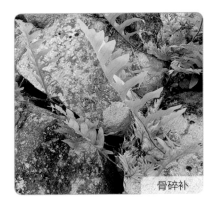

骨碎补

组成：生地黄30g，生白芍10g，生石膏（先煎）30～50g，骨碎补15g，怀牛膝10g，党参20～30g，白术、怀山药各10g，白茯苓、女贞子各15g，北细辛6g。

功效：滋阴降火。

主治：肾阴亏虚或气血亏虚所致之虚火牙痛，症见牙龈萎缩，牙根松动，牙龈黏膜微红肿。或有头晕，耳鸣，腰膝酸软；或见牙龈萎缩，颜色淡白，牙根宣露，牙齿松动，咀嚼无力，牙龈时有渗血。面白或萎黄，倦怠乏力等。

用法：每日1剂，水煎服。

加减：肾虚相火旺者，加知母10g，黄柏10g；睡眠欠佳者，加柏子仁10g，夜交藤30g。若见口气热臭，渴喜冷饮，大便干结，牙龈红肿疼痛，溢出脓血等胃火炽盛者，生石膏可加至100g。

注解：牙痛之因，可谓无虚不痛，无火不痛。方中生地黄、白芍、女贞子凉血滋阴，怀山药、骨碎补补肾降火，党参、白术、茯苓补气健脾，生石膏降胃火，细辛乃治疗齿痛之圣药，诸药合而成方，共奏滋阴降火止痛之功。忌烧烤、油炸及辛辣食物，保持充足睡眠。

第五章 外科疾病方

疖

疖,是指肌肤浅表部位感受火毒,致局部红、肿、热、痛为主要表现的急性化脓性疾病。包括有头疖、无头疖、蝼蛄疖、疖病。相当于疖、皮肤脓肿、头皮穿凿性脓肿及疖病。

诊断依据:

(1)局部皮肤红、肿、热、痛。

(2)可有发热、口干、便秘等症状。

(3)分类:①石疖(有头疖):患处皮肤上有一指头大小的红色肿块,灼热疼痛,突起根浅,中心有一脓头,出脓即愈。②软疖(无头疖):皮肤上有一红色肿块,范围约3cm,无脓头,表面灼热,触之疼痛,2~3日化脓后为一软的脓肿,溃后多迅速愈合。③蝼蛄疖:多发于儿童头部,未破如蛐蟮(蚯蚓)拱头,已破如蝼蛄串穴。

(4)"疖病"的特点是此愈彼起,经久不愈,应检查有无消渴病或其他慢性疾病。

方六十四 真人活命饮加味合小金丹(供方者 俞绶慧)

组成:金银花15~30g,防风、白芷、当归、天花粉、皂角刺、浙贝母、陈皮各10g,乳香、没药各6g,穿山甲3~6g(研粉),白花蛇舌草30~50g,另:小金丹1盒。

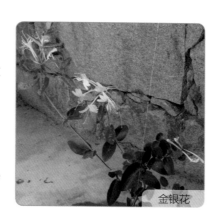
金银花

功效:清热解毒,消肿散结,活血止痛。

主治:各种疮痈肿毒。

用法:水煎2次,混合分2次服,穿山甲研粉吞服。小金丹每次1粒,每日2次。

加减：若痈肿已溃脓，则方中去皂角刺、穿山甲。

注解：本方多适用于深部脓肿。

主审点评：见方二十二。

方六十五 （供方者 俞绥慧）

组成：野荞麦根。

功效：清热解毒，消肿散结。

主治：各种疮痈肿毒。

用法：外用：以本品加醋研磨，涂抹患处。一日数次。内服：5~6g，研粉吞服，每日一次；或20~30g，每日1剂，煎汤服。

注解：本方适用于各种无名肿毒，亦可用于扁桃体肿大。经多次临床验证，确具神效。

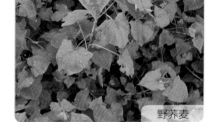

野荞麦

方六十六 （供方者 俞绥慧）

组成：黄毛耳草。

功效：清热解毒，消肿。

主治：各种疮痈肿毒。

用法：鲜黄毛耳草适量捣烂外敷，一天1~2次。

注解：本方适用于各种无名肿毒。

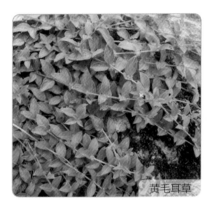

黄毛耳草

方六十七 （供方者 俞绥慧）

组成：白玉簪根。

功效：清热解毒，消肿止痛。

主治：各种疮痈肿毒。

用法：取白玉簪鲜根适量，捣烂敷患处，一天1~2次。初起能消散，脓成能排脓，亦可治外伤瘀肿。

注解：脓已溃者适当增加换药次数。

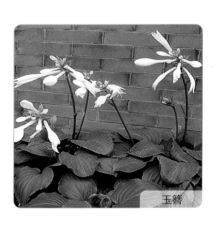

玉簪

方六十八（供方者 俞绶慧）

组成：匍伏堇。

功效：清热解毒，排脓消肿。

主治：各种疮痈肿毒。

用法：取匍伏堇鲜全草适量，捣烂敷患处，一天1~2次。初起能消散，脓成能排脓。脓已溃者适当增加换药次数。

注解：匍伏堇，别称白地黄瓜、地白菜、野白菜、黄瓜草、黄瓜香、黄瓜菜、白鸡公花，武义俗称抽脓白、白筑脓草。

方六十九（供方者 俞绶慧）

组成：瘦风轮菜鲜草。

功效：清热解毒，消肿止痛。

主治：各种疮痈肿毒。

用法：捣烂外敷，一日一换。

注解：瘦风轮菜，别名野仙人草、小叶仙人草、野薄荷，武义俗称石头草。

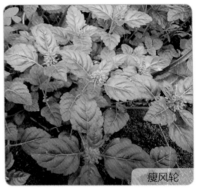
瘦风轮

本品除适用于疮痈肿毒外，亦可用于以下方面：①用本品鲜草适量，水煎外洗，用于急慢性湿疹、风疹均有良效，风疹1~2天，湿疹3~5天可愈。②用本品适量加入各种伤药中作为药基，可消除皮肤过敏。

方七十（供方者 俞绶慧）

组成：异叶茴芹鲜草。

功效：清热解毒。

主治：各种疮痈肿毒。

用法：捣烂外敷，一日一换。

注解：异叶茴芹，又叫苦爹菜，武义俗称百路通、三脚葱。

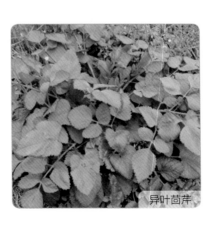
异叶茴芹

方七十一 （供方者 俞绶慧）

组成：白花蛇舌草。

功效：清热解毒。

主治：各种疮痈肿毒。

用法：鲜白花蛇舌草适量，捣烂外敷，每天一次。另用30～50g，水煎服，每天1剂。

方七十二 疗疮饮（供方者 王毅英）

组成：白毛夏枯草鲜品150g或干品50g。

功效：清热，凉血，消肿，解毒，散结。

主治：疗、疮、疖、痈之红肿热痛。

用法：取新鲜白毛夏枯草150g，洗净水煎服，每天服2次，连服5～7天。另用鲜白毛夏枯草30～50g，洗净加食盐少量，共捣烂，外敷疗疮周围，留出疗疮顶部，每天外敷一次，每次外敷5～8小时，直至疗疮痊愈。

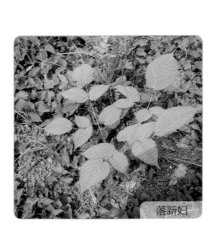
筋骨草

加减：如有红肿胀者用量加倍，加适量食盐捣碎敷于患处；如有脓水，加适量海金沙（新鲜）和白糖捣碎敷于患处。

注解：白毛夏枯草，开白花者，武义俗称筋骨草。筋骨草苦寒败胃，对于脾胃虚寒之人，可酌加橘皮10g，辛温健胃以佐制之。

方七十三 （供方者 俞绶慧）

组成：红花落新妇（鲜根），香茶菜（鲜根）。

功效：清热解毒，消肿。

主治：局部红肿、灼热、疼痛，脓已成者中心点按之可有波动感。

用法：二药各等分适量，捣烂或磨浆外敷，每日一换。

注解：香茶菜，俗称"铁菱角"。可同时用鲜

落新妇

根各20~30g（干品用6~10g），水煎服，每日1剂，效果更佳。

瘰疬（淋巴结炎）

瘰疬，因肝气郁结，气郁化火，灼津为痰，结于颈项而发病。以结核累累成串，溃后脓出清稀，疮口经久不愈为特征。相当于颈部淋巴结结核。

诊断依据：①初起颈部一侧或两侧有单个或多个核状肿块，推之可移，皮色不变，亦不疼痛。病情发展，核块与皮肤粘连，有轻度疼痛。②化脓时皮色转为暗红，肿块变软，脓肿破溃后脓液稀薄，夹有败絮样物。疮口潜行，久不愈合，可形成窦道。③可有肺痨病史或肺痨病患者接触史。④可有结核菌素试验阳性，红细胞沉降率（血沉）增快。病理活检可助诊断。

方七十四　蝼蛄疗毒方（供方者　徐国富）

组成：蝼蛄3只。

功效：利水消肿。

主治：瘰疬（气血凝滞）。

用法：蝼蛄与鸡蛋1个，每日1剂，水煎两次，喝汤吃蛋，早晚分服。

注解：中医认为本病乃多由于经络、气血凝滞而成。大多先患有痈疽疔疮等阴毒之证，毒气走窜，流注经络；或因皮肤破伤，感染邪热毒气；

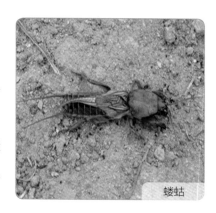
蝼蛄

或因情志抑郁，心火内盛，血气逆行而生。证虽在表，而源本于里。病轻者，只在经络；病重者，则可影响脏腑，故也有发生走黄之证。病因多由火毒，病机为气血凝滞，病位在经络之间。蝼蛄性寒，味咸，入胃、膀胱经，治疗此症，可清热利湿、消肿排脓。

乳痈（乳腺炎）

乳痈，多因乳头破裂，风邪外袭，或乳汁瘀积，乳络阻滞，郁久化热而成。以乳房部结块肿胀、疼痛，溃后脓出稠厚为特征。相当于急性乳腺炎。

诊断依据：①初起乳房内有疼痛性肿块，皮肤不红或微红，排乳不畅，可有乳头破裂、糜烂。化脓时乳房肿痛加重，肿块变软，有应指感，溃破或切开引流后，肿痛减轻。如脓液流出不畅，肿痛不消，可有"传囊"之变。溃后不收口，渗流乳汁或脓液，可形成乳漏。②多有恶寒、发热、头痛、周身不适等症。③患侧腋下可有臖核肿大疼痛。④患者多数为哺乳期妇女，尤以分娩后未满月的初产妇为多见。⑤血白细胞计数及中性粒细胞增高。

方七十五 （供方者　俞绶慧）

组成：一枝黄花。

功效：清热解毒。

主治：乳房红肿焮热、疼痛，重者可有发热。

用法：鲜草适量，捣烂外敷。

注解：一枝黄花为菊科植物一枝黄花（*Solidago decurrens* Lour）的全草或根。味辛、苦，性凉，

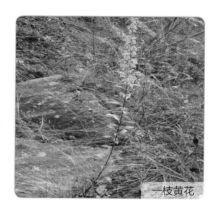

一枝黄花

有小毒。功能疏风清热，消肿解毒。本方可用全草亦可用叶。亦可用鲜全草50g，每日1剂，水煎服。3天可愈。本病哺乳期产妇为多见。若系哺乳期，在乳房红肿焮热、疼痛期间停喂患侧乳汁，可用吸乳器吸而弃之。

方七十六 乳痈方（供方者　蓝金寿）

组成：黄药子块根。

功效：解毒消肿，凉血止血。

主治：哺乳期乳汁不通，乳房红肿、疼痛。

用法：黄药子块根去毛，鲜品用泥盆磨成汁，加少量食盐，外敷乳房红肿处。一般连用3天即可见效。

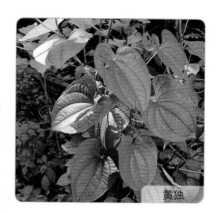

黄独

注解：黄药子，别名黄药、黄独、零余薯、金线吊虾蟆、香芋，武义俗称野薯、黄独。本品块茎含有毒成分，内服过量可引起口、舌、喉等处烧灼痛、流涎、恶心、呕吐、腹泻、腹痛、瞳孔缩小，严重的出现昏迷，呼吸困难和心脏麻痹而死亡。注意不能让

婴儿食入。

方七十七 （供方者 蓝金寿）

组成：荔枝草根（鲜品）。

功效：清热解毒，凉血止血。

主治：哺乳期妇女，乳汁不通，乳房局部红肿痛。

用法：取鲜品适量捣烂，加入少量食盐，敷乳房红肿处，一天一次，3天一疗程。

注解：荔枝草，武义俗称野芥菜，亦有称雪见草者。鲜品较佳，如无鲜品用干品。

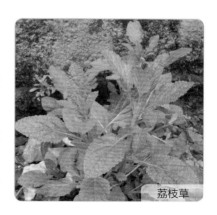
荔枝草

肠结（粘连性不全性肠梗阻）

肠结，多因腹部手术损伤，或实邪内结，使肠体活动异常而搏结不通，气机阻塞所致。以腹痛、呕吐、腹胀、便秘为主要表现。

诊断依据：①不同程度和性质的腹痛、腹胀，呕吐，排气、排便减少或停止。②X线立位腹部平片或腹部CT扫描可见小肠、结肠充气扩张，可见液平面。具备2个主症以上，结合影像学检查结果即可确诊。本病可见于任何年龄段，以术后、年老体弱者多见，常反复发作，难以根治。

方七十八 加味大承气汤（供方者 巩惠琴）

组成：生大黄（后下）、厚朴各15g，枳实8g，芒硝（冲服）、桃仁、赤芍、木香各10g，炒莱菔子30g，生白术20g。

功效：行气活血，通里攻下。

主治：粘连性不全性肠梗阻引起的腹胀、腹痛、大便不畅、恶心、呕吐等症。

用法：水煎服，每日1剂，早晚分2次服。

加减：气虚者，加党参12g，黄芪15g；阴虚

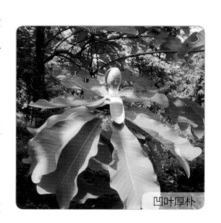
凹叶厚朴

津亏者，加生地黄、麦冬各12g，恶心、呕吐者，加姜竹茹、旋覆花各10g；腹痛甚者，加延胡索15g，生白芍20g。

注解：粘连性肠梗阻在祖国医学中属"肠结"范畴，为术后金刃损伤，肠道血脉瘀滞，气血不畅，胃肠气机升降失常，运化受阻所致。根据"六腑以通为用，以降为顺"的理论，治当采用行气活血，通里攻下为法。现代研究证明，大承气汤有增强肠道蠕动及推动功能。考虑到本病多术后发生，正气因手术而损，脾气虚弱，故加用白术，其与枳实相伍有枳术汤之意，有健脾通便作用。本方药性较为峻烈，易于损伤正气，对年老或体质虚弱患者要加用扶正药，而且当中病即止，继以补益脾胃缓下药善其后。另外，采用本法要严格掌握适应证，在治疗过程要密切观察病情，若服药5剂不见好转，应考虑手术治疗，以免贻误病情。

肠痈（急性阑尾炎）

肠痈，是因饮食不节，湿热内阻，致败血浊气壅遏于阑门而成，以转移性右下腹痛为本病主要症状，相当于急性阑尾炎。

诊断依据：①转移性右下腹痛，持续性胀痛，阵发性加剧。②可伴发热，恶心、呕吐，便秘或腹泻。③右下腹固定压痛。重者可有反跳痛，腹肌紧张。腰大肌试验阳性。结肠充气试验阳性，肛门指检，直肠前壁右上方有触痛。④血白细胞计数及中性粒细胞增高。

方七十九 清肠饮（供方者 潘瑞鹏）

组成：

（1）内服方：金银花、当归各60g，麦冬30g，生薏苡仁15g，鲜地榆30g，黄芩6g，元明粉9g（冲服）。

（2）外敷方：鲜菊叶三七全草100g，酒糟15g。

功效：清热解毒，攻里通下，活血化瘀，扶正祛邪。

主治：肠痈。

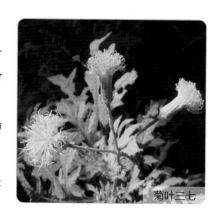
菊叶三七

用法：每日1剂，水煎2次，分2次服。同时以外敷方捣和外敷腹部麦氏点，24小时换一次。

注解：肠痈非手术治疗，如何降低复发率，提高远期疗效是一个重要课题。其症伊始，往往一派邪盛之象掩盖正虚之实。然体质素虚，或屡经攻下清热解毒，挫伤胃气，或蕴热灼津耗阴，酿成正虚局面者，屡见不鲜。肠痈治疗，首先分析邪正对比，倘邪盛正气可支，则按清热解毒、攻里通下、活血化瘀三大法。

菊叶三七（*Gynura japonica*），又名土三七、血当归、牛头三七。具有破瘀止血、解毒消肿作用，可用于跌打损伤、创伤出血、吐血、衄血、咳血、乳痈、无名肿毒、毒虫螫伤。

方八十 大黄牡丹皮汤加减（供方者 俞绶慧）

组成：筋骨草25g，败酱草20g，丹皮10g，生薏苡仁20g，赤芍、白芍各10g，炙甘草10g，蒲公英15g，黄芪20g，当归20g，白花蛇舌草20g，生地30g，生大黄10g（后下）。

功效：泻热破瘀，散结消肿。

主治：肠痈之局部压痛及反跳痛明显或可扪及包块者。

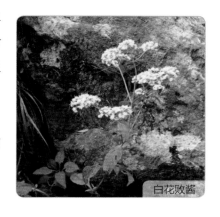
白花败酱

用法：每日1剂，水煎2次，混合分2次服。若服药后泻出大便，则大黄一起入煎。

注解：本方适用于肠痈初起未成脓者；若已成脓，则扪及之包块有波动感，极易发展至穿孔，需急送上级医院手术治疗，以防意外。

臁疮（下肢慢性溃疡）

臁疮，多由久站或过度负重，而致小腿筋脉横解，青筋显露，瘀停脉络，久而化热，或小腿皮肤破损染毒，湿热下注而成，疮口经久不愈。相当于下肢慢性溃疡。

诊断依据：①患者多有长期站立工作或负重史。②患肢多患有下肢筋脉横解（静脉曲张）。溃疡好发于小腿下1/3处，内侧多于外侧。③局部初起常先痒后痛，色红、糜烂，迅速转为溃疡。溃疡大小不等，多表浅，疮面肉色灰白、淡红或紫

暗，表面或附有黄色脓苔，疮口凹陷，边缘形如缸口，脓水清稀，呈灰黑或带绿色，带腥味。④溃疡周围可伴有湿疮、静脉曲张、色素沉着。⑤疮口难愈，愈后易溃，反复发作。

方八十一　加味海浮散（供方者　陈建平）

组成：乳香，没药，白芷。

功效：解毒排脓，去腐生新。

主治：下肢慢性溃疡。

用法：上药各等分，置箬竹皮上，火炙干，研为极细末。若疮面附有黄色脓苔，则先用棉签蘸消毒药水洗净创面；若创面结痂，则痂下往往仍有积脓，宜先揭去其痂，而后再洗净创面，再以药粉敷患处。每日1~2次。

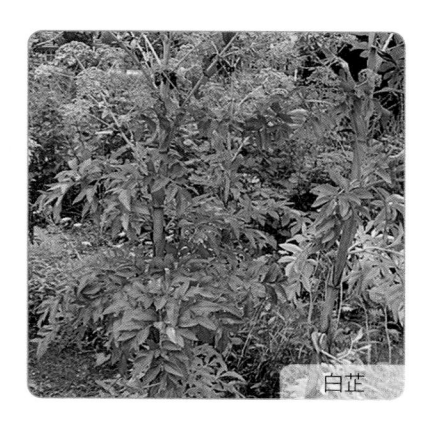

白芷

注解：海浮散，见清·程钟龄《医学心悟》。谓"敷此腐肉自化，新肉自生……毒净则收口，毒不净则提脓外出，其神妙难以言喻。"

乳香、没药，此二者自古为疮疡医家所习用。李时珍《本草纲目》谓："乳香活血，没药散血，皆能止痛、消肿、生肌，故每每相兼而用。"张锡纯谓："乳香、没药，二药并用……虽为开通之品，不至耗伤气血，诚良药也。"洵非虚语。再在方中加入活血排脓、生肌止痛的白芷，使其功效相得益彰。唯海浮散之原方注明置箬上用火炙之理，尚待识者辨之。

水火烫伤

水火烫伤，是因热毒之气炽盛，腐烂皮肉，甚者火毒内攻可现不同脏腑兼证。相当于烧伤。

诊断依据：①有明确的沸水、火焰等损伤史可查。②按三度四级分类法，记录烧伤深度及百分比。Ⅰ度（红斑）：轻度红、肿、热、痛，感觉过敏，不起水疱，表皮干燥。Ⅱ度（水疱）：浅Ⅱ度：剧痛，感觉过敏，温度增高，有水疱，基底潮湿，呈均匀红色，水疱明显。深Ⅱ度：痛觉迟钝，水疱或有或无，揭去表皮，基底干燥苍白，有小出血点，水肿明显。Ⅲ度（焦痂）：感觉消失，无弹力，坚硬如皮

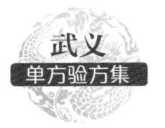

革样，蜡白、焦黄或炭化，干燥后可见皮下筋脉阻塞如树枝状。

方八十二 （供方者 俞绶慧）

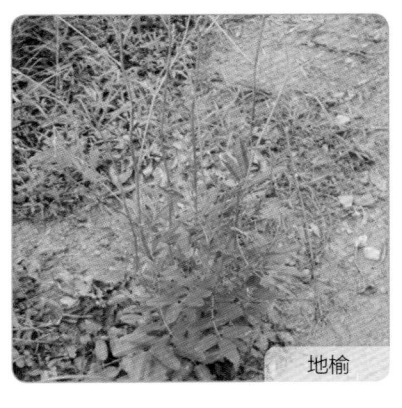

地榆

组成：鲜地榆根，陈茶水。

功效：凉血，止血，收敛。

主治：Ⅰ度至Ⅱ度烫伤。

用法：将鲜地榆根洗净，用陈茶泡水磨汁，每天不计次数外搽。

注解：Ⅰ度烫伤只伤及表皮，皮肤红肿，火样刺痛。此程度烫伤，可在创面立即用冷水冲洗，使吸入皮内的热能散出，减少伤害，止痛。保持局部干净，用本方治疗后，24小时后消退，1~2天可痊愈，脱屑，不留瘢痕。Ⅱ度烫伤表皮有大小水疱，非常疼痛。此程度烫伤，亦可用冷水冲烫伤处，如有覆盖物，千万不能剥脱，用剪刀剪开，防止碰破水疱，引起感染。用本方治疗，以棉签蘸药水轻轻涂抹于创面，皮肤干燥后即继续用药。如无感染，2周后可痊愈，一般不留瘢痕。Ⅲ度及以上烧伤，所有皮肤层被破坏，皮肤苍白，或烧焦的样子，须立即到医疗机构就医。

虫 咬 伤

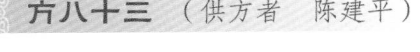

虫咬伤，是指由于蚊、蚁叮咬，以及蜂、蝎、毛虫蜇伤引起的局部红肿、灼热、瘙痒、疼痛，甚至引发全身红斑。

方八十三 （供方者 陈建平）

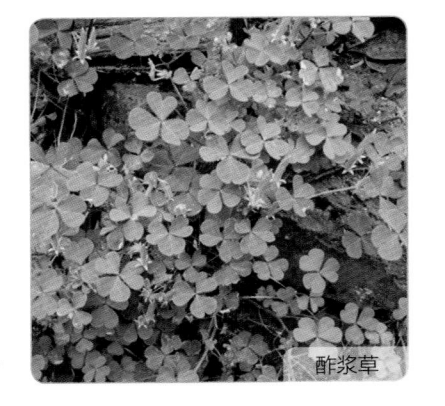

酢浆草

组成：酢酱草。

功效：清热解毒。

主治：蚊、蚁叮咬等引起的局部红肿、灼热、瘙痒、疼痛，甚至全身发生红斑。

用法：鲜酢酱草洗净，捣烂绞汁，涂患处，或直接以鲜草洗净，放手心揉搓后擦患处。

注解：酢酱草为多年生草本植物，始见于

《唐本草》，在各种书籍记载中，异名多达50余种。宣平（武义）地区俗称野草紫、伤筋草。有清热解毒、利尿消肿、散瘀止痛等作用。外用见载于何时何书未考。但供方者使用及指点他人使用无不应手取效。

方八十四 （供方者 雷子昌）

组成：苋菜叶。

功效：清热解毒。

主治：蚊、蚁叮咬等引起的局部皮肤红疹，火辣疼痛。

用法：鲜苋菜叶适量，捣烂取汁，涂擦患处。

注解：《全国中草药汇编》记载：苋菜性凉，味微甘，入肺、大肠经。功效清热利湿，凉血止血，止痢。此治疗作用或与入肺经（肺主皮毛）及清热凉血相关。

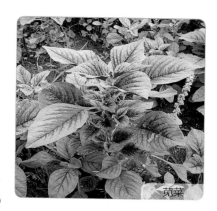

苋菜

方八十五 （供方者 林卫锋）

组成：景天三七叶。

功效：止血化瘀，消肿止痛，止痒。

主治：虫蚁叮咬后皮肤红疹，瘙痒疼痛。

用法：摘取鲜叶数张，揉搓后涂擦患处。

注解：景天三七为多年生肉质草本植物。功能消肿定痛，止血化瘀。取汁液涂敷亦可治蜂、蝎等蜇伤。

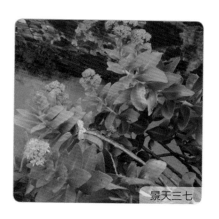

景天三七

刀刃伤

方八十六 （供方者 陈建平）

组成：鲜海金沙叶。

功效：清热解毒，利水通淋。

主治：外伤及刀刃伤，伤口局部红肿、灼热、疼痛。

用法：洗净捣烂绞汁敷患处，每日一次。

注解：海金沙乃海金沙科植物海金沙叶片，背面边缘着生的穗状孢子囊中的孢子，有时采摘。本方所用为鲜叶，有即可，无需受季节所限考虑孢子的成熟及脱落与否。

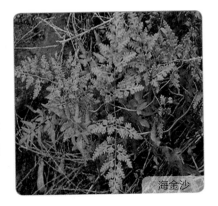
海金沙

第六章 妇产科疾病方

崩漏（月经不规则）

崩漏，因血热、脾虚、肾虚、血瘀等导致冲任损伤，不能约制经血，非时而下。量多如注者为崩，量少淋漓不尽者为漏，两者常交替出现。多见于子宫功能性出血。

诊断依据：①经血无周期可循。②经量或暴下如注，或漏下不止，或两者交替出现。③须与胎漏、异位妊娠、产后出血、赤带以及症瘕、外伤引起的阴道出血相鉴别。

方八十七 （供方者　徐国富）

半枝莲

组成：半枝莲、半边莲、仙鹤草各20g，白花蛇舌草、益母草各30g。

功效：消肿散结，抗癌止血。

主治：子宫、输卵管肿瘤引起的崩漏。

用法：每日1剂，水煎2次，早晚分服。

经行乳房胀满

经行乳房胀痛，是由肝郁气滞脉络不畅，或肝肾阴虚，脉络失养，以致经前、经后或经行期间出现乳房胀痛或乳头胀痛作痒，甚至不能触衣的病变。

诊断依据：①乳房（头）胀痛或胀硬作痛，呈周期性发作。多于经前1周左右或行经时出现，一般在经后消失。②排除乳房实质性肿块所致的乳房胀痛。

方八十八（供方者 项葛霖）

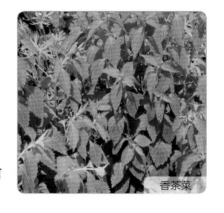

组成：香茶菜30g，橘叶15g。

功效：疏肝理气、化瘀散结。

主治：乳房小叶增生，经前胀痛。

用法：水煎服。

注解：乳房小叶增生，女性甚为多见，经前
胀痛，皆因肝气郁结所致。

香茶菜

方八十九 疏肝调冲润络汤（供方者 叶云生）

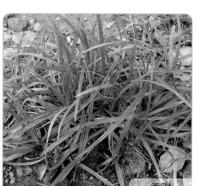

组成：当归、赤芍、白芍、制香附、川楝
子、全瓜蒌、王不留行各9g，皂角6g，穿山甲
（炮）3g，炙甘草3g。

功效：疏肝气、调冲任、润乳络。

主治：经行乳房胀满。

用法：水煎服，每日1剂，水煎2次，分2次
饭后服用。

香附

加减：乳头痒甚者，加蒲公英12g；乳房胀痛
伴有结节和灼热感者，加生牡蛎15g，浙贝母9g；兼腰部疼痛者，加杜仲、桑寄生各
9g；兼白带量多者，加白英、椿根皮各12g；兼见少腹掣痛者，加红藤、败酱草各15g。

注解：经行乳胀多于经前发作，经行后即消失。多因忧思郁怒，抑郁不欢，而
肝郁不达，气机失畅，气滞血瘀而冲任两脉失于调达，乳络阻塞，乳房失养，不通
则痛，发为经行乳房胀痛，甚至波及胸、胁致苦满疼痛不已。治疗重在疏肝解郁、
调节冲任，并活血化痰、通畅乳络，使肝郁之气得舒，冲任之脉调和，乳络通畅，
乳胀乳痛自愈。

主审点评：见方二十二。

带下病（盆腔炎）

带下病，系由湿邪影响冲任，带脉失约，任脉失固，导致阴道分泌物量多或

色、质、气味的异常改变。多见于阴道、宫颈等炎症性疾病。

诊断依据：①带下量多，绵绵不绝。②带下量虽不多，但色黄或赤或青绿，质稠浊或清稀如水，气腥秽或恶臭。③须与输卵管和子宫体、颈的恶性肿瘤相鉴别。

方九十 （供方者 徐国富）

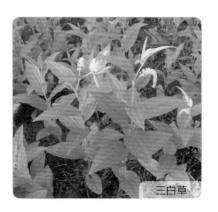

三白草

组成：三白草鲜根50～100g。

功效：清利湿热，消肿解毒。

主治：盆腔炎引起的湿热带下。

用法：水煎2次，早晚分服。

注解：三白草根味甘、性平，功能祛风，利湿，活血，散瘀，止血。《广西中药志》载："治妇女白带及痧气。孕妇禁服。"

滑胎（习惯性流产）

滑胎，是由于禀质虚弱，肾虚冲任不固，而致怀孕后出现自然堕胎，或小产连续发生3次以上者，称为滑胎。相当于习惯性流产。

诊断依据：①屡孕屡堕，男方检查正常者。②染色体检查，排除遗传因素所致。③妇科检查，了解子宫有无畸形。

方九十一 温阳补肾汤（供方者 刘日红）

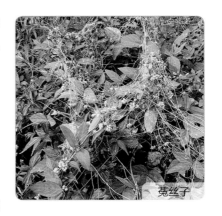

菟丝子

组成：山药、菟丝子各30g，熟地、鹿角霜、杜仲、黄芪、党参各15g，巴戟天、淫羊藿各10g，砂仁（后下）、炙甘草各5g。

功效：温阳补肾，健脾益气，固摄冲任。

主治：脾肾两虚、冲任不固引起的习惯性流产。

用法：每日1剂，水煎2次，浓缩至200mL，分早晚两次温服。

加减：气虚者，重用黄芪、党参；兼阴虚者，加女贞子、旱莲草；腹痛甚者，加白芍；血热者，加黄芩；出血期间，加仙鹤草、苎麻根，熟地改用炭。

注解：中医认为反复性流产属于"滑胎""堕胎"范畴，肾气之旺，化源充足，冲任健固，始能维持正常妊娠。若肾素亏，命门火衰，冲任不固，胞宫虚寒，不能维系、举载、萌养，以致胎元不固而殒堕，因堕更虚，虚损未复故屡孕屡堕。故在治法上以温阳补肾为主，辅以健脾益气，固摄冲任。孕后无论是否出现胎漏、胎动不安等症状均应保胎治疗。

产后出血（恶露不绝）

产后恶露不绝，是由于产时劳伤经脉，导致气血运行失常，而致产后3周以上，仍有阴道出血者。相当于子宫复旧不良，子宫轻度感染，胎盘、胎膜残留。

诊断依据：①产后3周以上阴道仍有少量出血。②妇科检查可确诊子宫复旧不良，或子宫轻度感染，或胎盘、胎膜残留。

方九十二　益母黄花汤（供方者　俞绥慧）

组成：益母草15～30g，鲜一枝黄花30～50g。

功效：清热凉血，祛瘀止痛。

主治：由于产时劳伤经脉，导致气血运行失常，而致产后3周以上，子宫内排出的余血浊液、杂浊浆水仍淋漓不断等症。

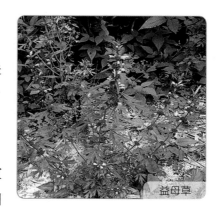
益母草

用法：水煎服。连服3～5天。

注解：恶露，是产后的正常现象，宜露不宜藏，初为暗红，继之淡红，渐于3周内应干净（剖宫产可1个月左右始净）。西医所称的子宫复旧不良所致的晚期产后出血，可属该病范畴。中医认为，本病发生的机制，主要是冲任受损，气血运行失常所致。其病因主要是气虚、血瘀、血热。若3周后尚不净，最简单的方法，可据恶露情况，分为以下三型：①气虚型：色淡红，质稀，无臭味。治疗法则：益气摄血。②血热型：色深红，质稠黏，气臭秽。治疗法则：养阴清热，凉血止血。③血瘀型：淋漓量少，色黯有块，小腹疼痛拒按，块下痛减。

本方不适用于气虚型。

产后缺乳

产后缺乳，系因气血不足，不能生乳，或肝郁气滞，乳脉壅塞，导致产妇在哺乳期乳汁甚少或全无，亦称产后乳汁不行。

诊断依据：①产后排出的乳汁量少，甚或全无，不够喂养婴儿。②乳房检查松软，不胀不痛，挤压乳汁点滴而出，质稀；或乳房丰满乳腺成块，挤压乳汁疼痛难出，质稠。③排除因乳头凹陷和乳头皲裂造成的乳汁壅积不通，哺乳困难。

方九十三 生乳汤（供方者 刘日红）

组成：羊乳30g，当归、川断、木莲果各12g，鹿角片（先煎）、麦冬、炒白术各10g，通草6g。

功效：益气养血，通脉增乳。

主治：产妇哺乳时乳汁缺乏或全无，不足于甚或不能喂养婴儿。

用法：每日1剂，水煎服。

加减：神疲乏力者，加党参、生黄芪、怀山

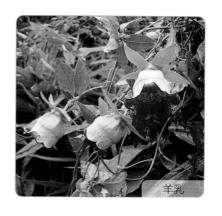
羊乳

药；头晕目眩者，加枸杞子、制首乌、阿胶；乳房胀甚者，加郁金、八月札、路路通、丝瓜络；有硬块者，加王不留行、蒲公英；恶露淋漓不尽者，加益母草、蒲黄炭、仙鹤草；腰酸明显者，加杜仲、熟地黄、桑寄生。

注解：乳汁来源于脾胃，为冲任气血所化。肾藏精，为冲任之本，肾精化气生血，故乳汁的生成与脾肾关系密切。肝藏血，主疏泄，乳汁的排出又有赖于肝气条达，疏泄有度。产妇胃气强，脾气健，肾气充盛，肝气条达，则乳汁源源而至。若平素体虚或分娩失血过多，或冲任不足，不能上化乳汁；或肝气郁结，乳脉闭塞，乳不得下，致产后缺乳。虚者补益气血或滋补肝肾；实则疏肝通乳。但因乳汁的排除必以乳络通畅为前提，故无论何种原因导致的缺乳，均应加用通络催乳的药物以防乳络闭塞、乳汁壅滞。除药物治疗外，产妇应避免过度劳累，保持心情舒畅，增加营养，尤其是汤类饮食。保证充足的睡眠，让婴儿按时吸吮，每次吸空乳房，有利于生乳和防止乳汁壅滞。

卵巢早衰（脏躁、闭经、不孕）

卵巢早衰（POF），是指卵巢功能衰竭所导致的40岁之前即自然绝经，主要以闭经、不孕、雌激素缺乏或促性腺激素水平升高为特征的一种疾病。特点是原发或继发闭经伴随血促性腺激素水平升高和雌激素水平降低，并伴有不同程度的一系列低雌激素症状，如潮热多汗、面部潮红、性欲低下等。

方九十四　补益肝肾汤（供方者　刘日红）

组成：熟地、菟丝子、山药、鸡血藤各20g，枸杞子、女贞子、炒杜仲、覆盆子、白芍、丹参各15g，龟甲（先煎）、鹿角片（先煎）、当归各12g，山茱萸10g，炙甘草6g。

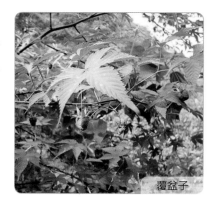
覆盆子

功效：补肾养血填精。

主治：卵巢早衰。

用法：每日1剂，水煎服，分早晚两次温服。

注解：卵巢早衰根据症状归为"脏躁""闭经""不孕"等范畴，发病机制与肾虚有关，或因先天不足，或因流产次数过多，或过劳，或大病久病失于治疗，致肾精亏虚，肝血不足，气血匮乏，月经源流衰少而成。肾虚是卵巢早衰的主要病机。肝肾同源，精能生血，血能化精，治疗的重点在于补益肝肾。本方诸药合用，共奏补肾养血填精之效。

第七章 皮肤科疾病方

脚湿气

脚湿气，是发生在足部的皮肤病，以足丫白斑湿烂或足跖、趾间起水疱为特征。相当于足癣。

诊断依据：①趾间浸渍，覆以白皮，常伴恶臭。或足跖、足缘群集水疱，干燥脱屑。或足跟、足缘甚至整个足跖皮肤肥厚、干燥、皲裂。自觉剧痒，夏季尤甚。②足部多汗者易患本病。③真菌培养和镜检多为阳性。

方九十五 （供方者 陈建平）

组成：生半夏。

功效：解毒、燥湿、生肌。

主治：湿热下注所致之趾间密集水疱，糜烂流水，浸淫成片，瘙痒、疼痛或有发热。

用法：用淡盐汤或1∶5000高锰酸钾溶液浸泡15分钟，以消毒毛巾或纱布擦干，将研极细的生半夏粉适量敷于患处，包扎。3天为一疗程。一般一疗程即愈。

注解：脚湿气病，俗称霉丫。

方九十六 （供方者 沈阿虎）

组成：枫杨树叶。

功效：杀虫，止痒。

主治：手足癣。

用法：①取枫杨树新鲜生长旺盛的树叶适量，捣烂敷或涂搽患处。②取枫杨树叶250g，煎汁，浸泡患处，每次10～15分钟。

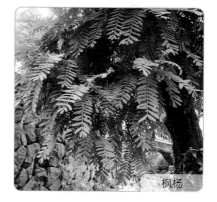
枫杨

注解：生长旺盛时的枫杨树叶中水杨酸、酚类等有效成分含量高，效果好。因此，要避免使用嫩叶和老叶，枫杨树在武义又叫钩树或苍蝇老虎。本方适用于治疗鳞屑、角化型手足癣。

方九十七 （供方者　徐香玲）

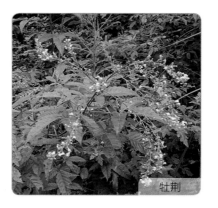

牡荆

组成：牡荆嫩叶5张。

功效：杀虫，止痒。

主治：手足癣引起的皮肤糜烂。

用法：每日一次，将黄荆柴嫩叶5张洗净捣碎后，敷于患处，5日一疗程。

注解：牡荆，武义俗称黄荆柴。

蛇串疮（带状疱疹）

蛇串疮，是因肝脾内蕴湿热，兼感邪毒所致。以成簇水疱沿身体一侧呈带状分布，排列宛如蛇行，且疼痛剧烈为特征的皮肤病。相当于带状疱疹。

诊断依据：①皮损多为绿豆大小的水疱，簇集成群，疱壁较紧张，内容物透明澄清，逐渐混浊，基底色红，常单侧分布，排列成带状。严重者，皮损可表现为出血性，或可见坏疽性损害。②皮疹出现前，常先有皮肤刺痛或灼热感，可伴有周身轻度不适、发热。③自觉疼痛明显，可有难以忍受的剧痛或皮疹消退后遗疼痛。

方九十八 （供方者　雷子昌）

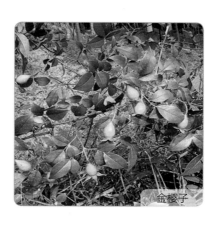

金樱子

组成：金樱子根。

功效：清热收敛，活血解毒。

主治：蛇串疮（带状疱疹）。

用法：金樱子根500g，加水1500mL，煎至500mL，滤出，用药液涂抹于患处。一天数次。

注解：金樱子，武义俗称坛瓶糖梨，本方用根。

方九十九 （供方者 胡月娥）

组成：

（1）外用方：雄黄10~20g，黄酒适量。

（2）内服方（龙胆泻肝汤加减）：柴胡、栀子、黄芩、赤芍、当归、连翘、龙胆草、生地黄、甘草、茯苓、车前子。

功效：清热收敛，活血解毒。

主治：蛇串疮（带状疱疹）。

用法：（1）外用：将雄黄用黄酒调成混悬液，外搽患处，一日搽5~6次。

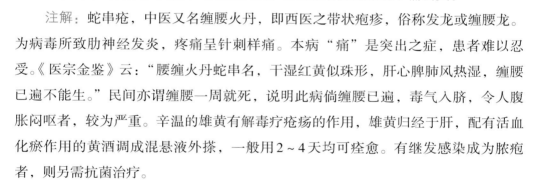
龙胆草

（2）内服药加减：大便干结者加大黄，有感染者加金银花、蒲公英。

注解：蛇串疮，中医又名缠腰火丹，即西医之带状疱疹，俗称发龙或缠腰龙。为病毒所致肋神经发炎，疼痛呈针刺样痛。本病"痛"是突出之症，患者难以忍受。《医宗金鉴》云："腰缠火丹蛇串名，干湿红黄似珠形，肝心脾肺风热湿，缠腰已遍不能生。"民间亦谓缠腰一周就死，说明此病倘缠腰已遍，毒气入脐，令人腹胀闷呕者，较为严重。辛温的雄黄有解毒疗疮疡的作用，雄黄归经于肝，配有活血化瘀作用的黄酒调成混悬液外搽，一般用2~4天均可痊愈。有继发感染成为脓疱者，则另需抗菌治疗。

方一百 （供方者 刘庭禄）

组成：蚤休、乌蔹莓根、虎杖各10g，海金沙、垂穗石松、雄黄末各5g，青油适量。

功效：清热解毒，凉血活血。

主治：蛇串疮（带状疱疹）。

用法：蚤休、乌蔹莓根、虎杖、海金沙、垂穗石松研粉，加雄黄末混合，加青油调匀，搽患处，每日两次。

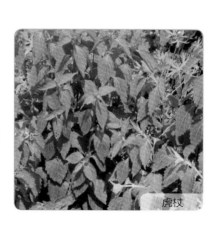
虎杖

加减：疱溃破糜烂者，加马齿苋25g，龙胆草10g；剧痛者加延胡索。

注解：蚤休，又名七叶一枝花、重楼、金线重楼。垂穗石松，又名筋骨草、小伸筋、过山龙、铺地蜈蚣、灯笼草等。

主审点评：自20世纪70年代起，一些医院使用虎杖治疗病毒性肝炎，取得了较好的疗效。兹后，中国中医科学院开发了由金银花（又名双花）、虎杖等中药组方的"双虎清肝颗粒"。研究表明，该药对各种病毒的平均抑制率可达92%，乙肝病毒阴转率达62%以上。新冠肺炎疫情发生后，研究发现，虎杖含有的虎杖苷对冠状病毒的抑杀作用较强，在避免复阳方面起到了很好的效果。

方一百零一　烙火法（供方者　凌方如）

组成：灯草、菜油。

功效：清热泻火。

主治：蛇串疮（带状疱疹）。

用法：用灯草烙蛇串疮头部及尾部疱疹边缘，一次为一疗程。

加减：如皮肤疱疹已好，但还有疼痛者应拔罐；如有炎症者，用伸筋草10g，水煎服；如有破溃者，用陈年石灰与蛋清混匀，涂匀于患处。

注解：陈年石灰禁用水调。

疣　目

疣目，好发于手、足、头皮，大如黄豆，粗糙而坚硬，表面呈刺状，相当于寻常疣。

诊断依据：①皮损处呈粟粒至黄豆大半球型丘疹结节，表面粗糙不平如刺状。②多发于手背、指、趾、足缘等部位。③组织病理检查：表面明显角化和棘层肥厚，表皮上部空泡形成呈网状，乳头瘤样增生。

方一百零二（供方者　黄敏华）

组成：鲜丝瓜叶。

功效：清热解毒。

主治：寻常疣。

用法：鲜丝瓜叶数张，清水洗净备用。使用时以一小片丝瓜叶反复擦搓患处

（以叶片搓烂，水汁渗出为度）。每次10分钟左右，每日2次，一般连用5~7天即愈。

注解：武义本地俗称老鼠疣，相当于寻常疣。多见于儿童及青年。丝瓜叶，味苦、酸，性寒，具有清热解毒的功效。根据我县民间经验，用鲜丝瓜叶外擦，疗效颇佳。

湿疮（湿疹）

湿疮，是由禀性不耐，风、湿、热邪客于肌肤而成。皮疹呈多种形态，发无定位，易于湿烂流水的瘙痒性渗出性皮肤病。相当于湿疹。

诊断依据：

（1）急性湿疮：①皮损呈多形性，如潮红、丘疹、水疱、糜烂、渗出、痂皮、脱屑，常数种形态同时存在。②起病急，自觉灼热，剧烈瘙痒。③皮损常对称分布，以头、面、四肢远端、阴囊等处多见。可泛发全身。④可发展成亚急性或慢性湿疮，时轻时重，反复不愈。

（2）亚急性湿疮：皮损渗出较少，以丘疹、丘疱疹、结痂、鳞屑为主。有轻度糜烂面，颜色较暗红。亦可见轻度浸润，剧烈瘙痒。

（3）慢性湿疮：多局限于某一部位，境界清楚，有明显的肥厚浸润，表面粗糙，或呈苔藓样变，颜色红褐或褐色，常伴有丘疱疹、痂皮、抓痕。常反复发作，时轻时重，有阵发性瘙痒。

方一百零三 （供方者 俞绥慧）

组成：凤仙花（俗称指甲花）根，75%乙醇。

功效：利湿，消肿，解毒。

主治：阴囊湿疹等。

用法：取鲜凤仙花根适量，切碎，用75%乙醇浸泡7天后外搽，能及时止痒。每天用数次，3~5天即愈。

注解：局部用肥皂水烫洗及搔抓、饮酒、失眠、情绪紧张可使皮疹加重。故本病不宜用肥皂水烫洗及搔抓，并戒酒、忌腥、辣食物，宜清淡饮食。

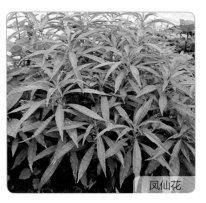
凤仙花

方一百零四（供方者　鲍丽霞）

组成：

（1）内服方：马齿苋10g，金银花、苦参、地肤子、车前草、白鲜皮、土茯苓各6g，山药、生地黄各5g，陈皮、丹皮、生甘草各3g。

（2）外洗方：马齿苋100g，黄柏、苦参、地肤子、地榆各30g，紫草、明矾各20g，五倍子15g。

功效：清热凉血，健脾利湿，疏风止痒。

主治：湿毒内蕴，外感风邪，风湿热毒互搏，浸淫肌肤而发之婴儿湿疹。

用法：中药内服方每日1剂，水煎服。中药外洗方水煎液，待药液温度降至40℃左右蘸洗患处，每日1~2次，每次30分钟，对炎症、渗出明显者则用煎液局部冷敷，每次15~20分钟。

注解：婴儿湿疹属中医"胎敛疮""浸淫疮"等范畴。中医认为，本病是由于禀赋不足，兼之胎中遗热遗毒，后天调养失常，湿毒内蕴，外感风邪，风、湿、热毒互搏，浸淫肌肤而发。现代药理研究表明，马齿苋、苦参、白鲜皮、地肤子、地榆等具有抑制变态反应，拮抗组胺，降低毛细血管通透性，抗菌消炎，促进炎症吸收作用，用于治疗湿疹有较好疗效。诸药合用，内外结合，标本兼治，而达湿祛、热解、毒清、痒止之效。

方一百零五（供方者　陈建平）

组成：葎草。

功效：清热解毒利湿，疏风止痒。

主治：湿毒内蕴，外感风邪，风、湿、热毒互搏，浸淫肌肤而发之湿疹。

用法：取鲜葎草（连藤带叶）适量，洗净切碎，水煎后用相适应的容器装，先熏，待温度适宜后浸泡或洗患处15分钟。药液冷则重新加温。每天1~2次。

葎草

注解：葎草，又名拉拉秧，武义俗称拉拉藤。

用该药治疗，轻者2~3天即愈。若创面大、顽固性经久不愈，甚至有多年不愈者，则治愈时间自然延长，并可内服、外洗同时进行。即煎好后先倒出药液150~200mL用于内服，然后如上外用。

方一百零六 （供方者 李金仙）

组成：苦槠粉。

功效：清热凉血，吸湿收敛。

主治：湿疹。

用法：苦槠粉适量，用纱布包裹，扑抹患处。

方一百零七 腐婢叶外洗方（供方者 俞绥慧）

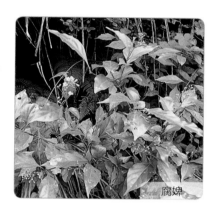
腐婢

组成：鲜腐婢叶50~100g。

功效：清热解毒。

主治：湿毒内蕴，外感风邪，风、湿、热毒互搏，浸淫肌肤而发之湿疹。

用法：将鲜腐婢叶放入容器中（忌铜、铁质容器），加水500~1000mL，煮沸后煎煮10分钟，倒出药液，待温度适宜时，用清洁小毛巾蘸药液反复洗患处，亦可以浸湿的热毛巾捂患处，亦反复数次。治疗后不清洗，亦可用干净纱布覆盖创面，固定，以免内裤磨破创面及湿疹渗出液污染内裤（此指湿疹位于阴囊者）。

注解：腐婢，武义俗称"树叶豆腐"。因系外洗，药量酌加无妨。

白疕（银屑病）

白疕（bǐ），是以皮肤上起红色斑片，上覆多层白色皮屑，抓去皮屑可见点状出血为特征的皮肤病，相当于银屑病。

诊断依据：①皮损初为针尖至扁豆大的炎性红色丘疹，常呈点滴状分布，迅速增大，表面覆盖银白色多层性鳞屑，状如云母。鳞屑剥离后，可见薄膜现象及筛状出血，基底浸润，可有同形反应。陈旧皮疹可呈钱币状、盘状、地图状等。②好发于头皮、四肢伸侧，以肘关节面多见，常泛发全身。③部分患者可见指甲病变，轻者呈点状凹陷，重者甲板增厚，光泽消失。或可见于口腔、阴部黏膜。发于头皮者可见束状毛发。④起病缓慢，易于复发。有明显季节性，一般冬重夏轻。⑤可有家族史。

方一百零八 （供方者 雷子昌）

组成：小干辣椒250g，60°白酒500mL。

功效：杀菌解毒。

主治：银屑病（牛皮癣）。

用法：将小辣椒浸入酒中，1周后用浸出液涂抹患处。

注解：白疕，亦称"牛皮癣""松皮癣"，是一种慢性疾病，并且累及人群较广，对患者造成的生活影响很大。供方者本人亦曾患此症，用本方治愈。

痱 子

痱子，是以小丘疹、小水疱为特征的皮肤损害。好发于夏季，主要见于排汗调节功能较差的儿童和长期卧床患者。病情与气候密切相关，气温高、湿度大时，皮损增多，气候转凉，皮损逐渐消退。由于瘙痒而过度搔抓可致继发感染，发生毛囊炎、疖或脓肿。

诊断依据：

（1）红痱：①高温、闷热天气发病，基本损害为针头大小、尖顶的丘疹或丘疱疹，周围绕以红晕，呈密集排列，但不融合；多发于额、颈、胸、背、肘窝、腘窝等部位。②自觉有痒和灼热感。③主要发生于儿童。

（2）白痱：①皮损为非炎症性、针头大小、半透明水疱，疱壁薄，轻擦易破。②好发于躯干部，尤其是胸部。③无自觉症状。④多见于高热且大量排汗者，或长期卧床患者。⑤好发于胸腹部。

方一百零九 （供方者 俞绶慧）

组成：石荠宁。

功效：清暑解毒。

主治：痱子。

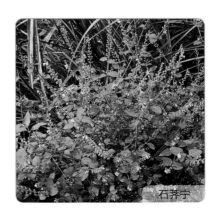
石荠宁

用法：石荠宁鲜草适量，水煎外洗，每日1次。

注解：石荠宁，武义俗称痱子草、野香草。痱子护理，应注意保持室内通风凉爽，勤洗澡；保持皮肤清洁、干燥；避免搔抓，勿用肥皂洗擦。

激素依赖性皮炎

面部激素依赖性皮炎，系皮质类固醇激素依赖性皮炎的简称。是因长期反复不当的外用激素引起的发生在面部的皮炎。自觉面部皮肤瘙痒、灼热、疼痛、干燥、脱屑、紧绷感。面部皮肤出现潮红，反复发生红斑、丘疹、皮肤萎缩变薄、毛细血管扩张，痤疮泛发，酒渣鼻样改变，色素沉着或脱失，面部皮肤出现萎缩纹、毛囊炎性脓疱等。

方一百十 凉血清肤汤（供方者 鲍丽霞）

组成：夏枯草15g，金银花、黄芩各12g，丹皮、紫草、大力子、地骨皮、赤芍、白芷、蝉蜕各10g，生甘草6g。

功效：清热凉血，祛风润肤。

主治：激素依赖性皮炎。

用法：每日1剂，水煎3次，前两煎内服。第三煎药液冷却后，用厚纱布浸药液作局部冷湿敷，每天2次，每次20分钟，重者可1天3~4次。

加减：皮肤红肿灼热明显者，加生石膏（先煎）30g，知母12g；水肿甚者，加茵陈15g；瘙痒重者，加白鲜皮15g，白蒺藜10g；有脓疱者，加白花蛇舌草30g，蒲公英15g；大便干结者，加生大黄（后下）10g；毛细血管扩张、皮肤干燥者，加当归10g，槐花12g，益母草15g。

注解：西医学认为，面部激素依赖性皮炎发病机制可能与皮质类固醇激素所致的皮肤萎缩有关。中医学认为，激素类药物属于燥烈之物，助阳生热之品，过用阳炽灼阴，耗气伤血，或久用化热，热极生风，风热药毒阻遏肌肤，导致血虚风燥，肌肤失养，出现面部红斑、肿胀、瘙痒、灼热、脱屑、紧绷等。本方诸药合用，共奏清热解毒，凉血活血，消斑止痒之功，内外结合，直达病所。

夏季皮炎

夏季皮炎，好发于颈部、躯干和四肢伸侧，皮损对称分布呈大片红斑、红丘疹、丘脓疱疹、部分糜烂、渗出、瘙痒难忍，有的搔破结成血痂，其周缘皮肤肥厚伴色素沉着，皮损随天气凉爽而好转，秋凉后消失。

方一百十一 （供方者 舒灯红）

组成：生地黄、青蒿、金银花、六一散各15g，连翘、藿香、麦冬、丹参各10g，淡竹叶6g，黄连3g。

功效：清热解毒。

主治：夏季皮炎。

用法：每日1剂，水煎，早晚分服。

加减：心烦口渴者，加生石膏；夜寐不安者，加夜交藤；偏于皮炎者，加赤芍；偏于瘙痒

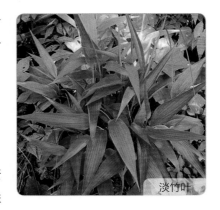
淡竹叶

者，加蝉蜕；累及躯干者，加龙胆草；气虚者，加北沙参、炒扁豆；若有血痂，则用丝瓜叶绞汁调搽。

外用：碧玉散。处方组成：滑石36g，甘草6g，青黛10g。功效：清解暑热。

注解：夏季皮炎患者宜穿透气性好的棉、麻或真丝等全天然织物的衣裤；切忌为了止痒而用热水烫洗患处；要多喝水，但不宜喝含糖饮料；高温天气下尽量多待在阴凉通风的地方，外出时无论阴天和晴天最好使用遮阳伞遮光，以阻挡紫外线对皮肤的伤害；潮湿闷热的季节可以启用空调除湿，以免身体出汗过多。

黧黑斑（黄褐斑）

黧黑斑，是发生在面部的黄褐色或灰黑色斑片，不高出皮肤，常见于鼻背两侧。类似于黄褐斑。

诊断依据：①面部皮损为黑斑，平于皮肤，色如尘垢，淡褐或淡黑色，无痒痛。②常发生在额、眉、颊、鼻背、唇等颜面部。③多见于女子，起病为慢性过

程。④组织病理检查示表皮中色素过度沉着，真皮中嗜黑色素细胞有较多的色素。可在血管和毛囊周围有少数淋巴细胞浸润。

方一百十二 宣郁通经汤（供方者 鲍丽霞）

组成：白芍、当归、丹皮、山栀子、白芥子、柴胡、香附、川郁金、黄芩、生甘草。

功效：疏肝解郁，化痰散瘀。

主治：黄褐斑。

用法：每日1剂，水煎2次，混合分2次服用。

加减：胸胁胀满者，加金铃子散；血瘀内停者，加桃仁、红花、益母草；肾阴虚者，加二至丸、生地黄；脾虚不运者，加白术、茯苓、厚朴；心烦寐差者，加酸枣仁、合欢花。

注解：黄褐斑又称肝斑、妊娠斑，与中医记载的"面尘""黧黑斑"相类似。头面为诸阳之会，由于忧思抑郁，气逆络塞，血弱不华，火燥精滞，瘀血痰饮溃于脏腑，气血不调而致面生黧黑。故治以宣郁通经汤疏肝解郁、化痰散瘀，"补肝之血，而解肝之郁，利肝之气，而降肝之火"。

脱　发

脱发，是指头发异常或过度的脱落，与遗传因素、疾病（如系统性红斑狼疮、伤寒、肝病等）、精神刺激、药物（如抗肿瘤药、抗癫痫药、抗结核药等）、季节气候、营养不良、内分泌失调等因素有关，有脂溢性脱发、血虚、血热性脱发、肾虚脱发等。治疗宜针对病因进行。

斑秃，俗称"鬼剃头"，是一种局部性斑状脱发，表现为头部突然出现圆形或椭圆形斑状脱发，多无自觉症状，患处头皮光滑发亮。病情进展时则损害扩展，周缘毛发松动易脱，个别患者头发可全部脱光，严重时眉毛、胡须、腋毛、阴毛等亦可脱落。

方一百十三 （供方者 徐国富）

组成：鲜侧柏叶。

主治：脱发（斑秃效果更佳）。

用法：鲜侧柏叶捣碎，在75%乙醇中浸泡7天后去渣，取液涂患处。每日涂3～4次，10天为一疗程。

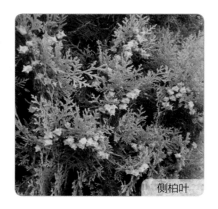

侧柏叶

方一百十四（供方者　陈建平）

组成：鲜骨碎补块根。

主治：脱发（斑秃）。

用法：取鲜骨碎补块根，煨（或烘）热，切去一片，以新鲜切面轻轻摩擦斑秃部位3～5分钟。每日数次，10天为一疗程。

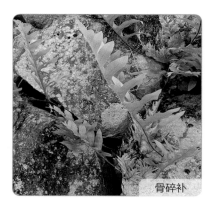

骨碎补

注解：骨碎补，为蕨类植物槲蕨的根茎，武义俗称猢狲姜。药物冷却后即重新加温，切去一片，以新切面继续摩擦。若骨碎补取之不易，则可以鲜姜（老姜）代之，用法同上。一疗程后若发现新发已开始生长，则继续使用一疗程，否则可视为无效。斑秃多与心情相关，了解病因后可采用心理疏导等方法进行心理治疗。

第八章 儿科疾病方

咳 嗽

咳嗽，指由外邪袭肺，肺失宣肃而致咳嗽的病症。其长期不愈者为慢性咳嗽。多见于急、慢性支气管炎。

诊断依据：①咳嗽为主要症状，多继发于感冒之后，常因气候变化而发作。②好发于冬春季节。③肺部听诊：两肺呼吸音粗糙，或有少量的散在的干、湿性啰音。④X线摄片检查，示肺纹理增粗。

方一百十五 银翘射蝉汤（供方者 程志源）

组成：金银花、桔梗、连翘、桃仁、杏仁、百部各3～6g，射干、蝉蜕各2～6g，六神曲6g，生甘草3g。

功效：疏风清肺，止咳化痰。

主治：风热犯肺所致的咳嗽，痰黄而稠，鼻塞，流浊涕，发热恶风，咽红肿痛。

用法：每日1剂，每剂煎2次，共100～200mL，少量分多次口服。

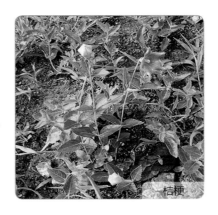
桔梗

加减：发热加柴胡、天竺黄各2～6g，黄芩6～12g；口干咽干，咳甚少痰者，加藏青果、木蝴蝶各3～6g；痉咳，加僵蚕、桑白皮各3～6g；痰多，加浙贝母3～9g，姜半夏3～6g。

注解：小儿藩篱疏，肌肤嫩，卫外功能不足，且寒暖不知自调，易于外感时邪；又小儿"脏腑柔弱"，最易病邪入里而成下呼吸道感染，故临床所见咳嗽患儿甚多。小儿"稚阴未长"，易阴伤阳亢，即使外感风寒，亦多从阳化热，而以热咳居多。因此，临床遣方用药宜从寒凉着手；但小儿"易虚易实，易寒易热"，非热象明显，勿用苦寒之品，基本方药多为轻清之品，而非大苦大寒，故可免伤脾阳而易为患儿接受。因小儿气管和支气管腔相对比成人狭窄，软骨柔软而缺乏弹性，黏膜血管丰富，黏液分泌不足而较干燥，黏膜纤毛运动较差，不能很好排出微生物，所以不仅容易感染，也较易使炎症分泌物遗留气管而致痰鸣咳嗽。据现代药理分析，方中桔梗可增加呼吸道黏液分泌，射干可消除呼吸道炎性渗出，蝉蜕、浙贝母、百部、黄芩等可降低支气管平滑肌紧张度而起解痉作用。小儿脾常不足，加之罹患咳嗽，每易饮食积滞，方中六神曲既可消食下气，又有除痰之功；桃仁既可改善气管及肺部血流，又可抗炎、镇咳、抗过敏，此乃殊途同归之妙药也。

哮喘（咳嗽变异性哮喘）

哮喘，由感受外邪，或因伏痰夙根复加外感、饮食等因素诱发，以喉间痰鸣有声、呼吸困难为主要临床表现的疾病。常见于喘息性支气管炎或支气管哮喘。

诊断依据：①发作前常有喷嚏、咳嗽等先兆症状，或夜间突然发作。发作时喉间哮鸣，呼吸困难，咳痰不爽，甚则不能平卧，烦躁不安等。②常因气候转变、受凉，或接触某些过敏物质等因素诱发。③可有婴儿期湿疹史，或家族过敏史。④心肺听诊：两肺满布哮鸣音，呼气延长，或闻及湿啰音，心率增快。⑤支气管哮喘，血白细胞总数正常，嗜酸性粒细胞可增高，可疑变应原皮肤试验常呈阳性。伴肺部感染时，血白细胞总数及中性粒细胞可增高。

方一百十六 （供方者 程志源）

组成：金银花、连翘、黄芩、防风、蝉蜕、苏子、苏梗、浙贝母、神曲各4~6g，射干、桃仁、杏仁、姜半夏、僵蚕、甘草各3~4g。

功效：清肺化痰，止咳平喘。

主治：风热犯肺或痰热壅肺引起的小儿咳嗽变异性哮喘，以反复咳嗽、气喘、咳痰不畅、咳甚作呕、夜间或晨起明显为主要表现的病证。

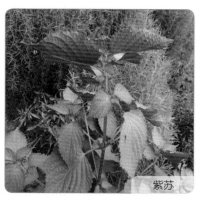
紫苏

用法：每日1剂，水煎2次，混合浓缩成100~200mL，分2~4次温服，3岁以下小儿可少量多次频服，一天喝完即可。

加减：咳嗽剧烈者，加葶苈子4～6g；气喘者，加炙麻黄4～6g；胃纳差者，加焦山楂4～6g；大便干者，加莱菔子4～6g；大便溏者，加苍术4～6g。

注解：咳嗽变异性哮喘，又称过敏性咳嗽，是一种不哮不喘、而以临睡和（或）清晨反复发作性的顽固性咳嗽为突出表现的非典型哮喘。本方防风、蝉蜕疏风解表，金银花、连翘、黄芩清肺热，射干、苏梗利咽宽胸，杏仁、浙贝母、姜半夏、僵蚕、葶苈子、炙麻黄理气化痰、止咳平喘。"小儿久病必有血瘀食积"，故用桃仁活血、神曲消食。

肺炎喘嗽

肺炎喘嗽，由外邪犯肺，邪壅肺气而见发热、咳嗽、气喘、鼻翼翕动为主症的疾病。若正虚邪恋，可迁延难愈。常见于支气管肺炎、大叶性肺炎、迁延性肺炎。

诊断依据：①好发于冬春季节，多继发于感冒之后。②以咳嗽或喘息为主要症状，可伴有发热、气促、鼻翼翕动、痰鸣等症，或有轻度发绀。③肺部听诊呼吸音粗，或有中、细湿啰音，常伴干性啰音，或管状呼吸音。

方一百十七 外感咳嗽气喘汤（供方者 徐国富）

组成：红根、百路通、杏香兔耳风、一枝黄花、鱼腥草各10g。

功效：疏风解表，止咳平喘。

主治：气管炎、肺炎引起的咳嗽气喘。

用法：以上均为鲜品全草入药，每日1剂，水煎2次，早晚分服。

加减：高热者，加生石膏（先煎）30g，知母10g。

注解：百路通，又称苦荬菜。本方可用于急

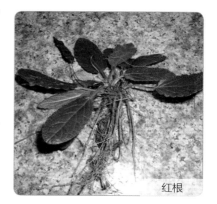

红根

性支气管炎或轻度肺炎引起的咳嗽、气喘，若出现喘促不安、烦躁不宁、面色灰白、发绀加重，或高热持续不退则应及时送医院诊治。

鹅口疮

鹅口疮，是由感受邪毒，内因心脾积热，上熏口舌，而致口腔出现成片白屑，状如鹅口的疾病。相当于霉菌性口腔炎。

诊断依据：①舌上、颊内、牙龈或上唇、上腭散布白屑，可融合成片。重者可向咽喉等处蔓延，影响吸奶及呼吸。②多见于新生儿、久病体弱者，或长期使用抗生素者。③取白屑少许涂片镜检见真菌的菌丝及孢子。

方一百十八 （供方者　俞绥慧）

组成：杏香兔耳风鲜根。

功效：清热解毒。

主治：心脾积热所致之鹅口疮病，症见口舌满布白屑，周围红赤，面赤唇红，口干喜饮，大便干，小便黄。舌质红，苔黄厚腻等。

用法：取鲜品3～6g洗净切碎，加米泔水浸泡1小时以上，隔水蒸20分钟，服药液，每天一次。

注解：杏香兔耳风，宣平（武义）俗称东交杯。鹅口疮是儿童的一种常见疾病。本病由白假丝酵母菌（白色念珠菌）所引起，通常多发于身体虚弱或营养不良，特别是消化不良的新生儿。可见于任何年龄，但2岁以内的婴幼儿最多见。另外，滥用或长期使用抗生素也能引发该病，并可通过餐具造成传染。因为在口腔里发生白色的假膜有时白得像一片雪一样，所以又称为雪口病。

方一百十九 （供方者　蔡文梅、陈建平）

组成：天门冬3g，一枝黄花、淡竹叶、柴胡各2g，生大黄、黄连、木通、生甘草各1g。

功效：清热解毒。

主治：同上方。

用法：加减：患儿形体羸弱者，加别直参1g；大便干结者，加重大黄用量至1.5～2g；舌质红绛、指纹色紫者，加重黄连用量至1.5～2g。

注解：现代医学研究认为，一枝黄花能清热解毒，对红色癣菌有抑制作用；人参大补元气，且能生津。柴胡轻清升散又有疏泄之功。淡竹叶清热除烦。木通对伤寒杆菌及皮肤真菌有抑制作用。黄连苦寒，清中焦实热，泄心脾之郁火，陶弘景《名医别录》就有"主五脏冷热……止消渴……调胃厚肠，益胆，疗口疮"的记载。天门冬对金黄色葡萄球菌、溶血性链球菌均有抑制作用，且其功能"补血润而润肝心"，可益气护阴。大黄苦寒泄热，能清热泻火解毒。其有效成分为蒽醌衍生物，抗菌力极强，对病菌的核酸和蛋白质的合成均有明显的抑制作用，与本病之大便干结者尤宜。甘草和中解毒。诸药合用，共奏其功。

主审点评：在我国名为"木通"的中药有许多种。方中需使用木通科植物川木通、白木通、三叶木通。切忌用马兜铃科的关木通！因为近年来有大量文献报道，长期大剂量服用含关木通的中成药，导致了许多患者发生急性肾衰竭。

泄泻（非感染性腹泻）

泄泻，是由外感时邪，或内伤乳食而致大便次数增多的疾病。如病久不愈，常可导致疳症。

诊断依据：有明显的受凉史或伴随外感症状。其中风寒泄泻，表现为大便清稀，带有泡沫，其气微腥，腹痛，肠鸣，小便清长，口不渴，或伴发热、轻咳、鼻塞、流涕，舌质正常或偏淡，苔白，脉浮紧或指纹浮红。风热泄泻，表现为大便急迫，呈黄色或带有黏液，气秽热臭，小便黄赤，身热口渴，舌质红，苔黄，脉浮数或指纹浮紫。

方一百二十 风泻方（供方者 黄敏华）

组成：葛根、防风、白芍各5g，升麻、甘草各2g。

功效：祛风解表。

主治：小儿外感泄泻。

用法：每日1剂，水煎服。

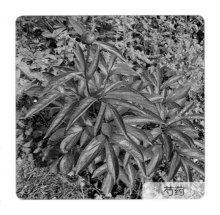
芍药

加减：寒泻者，加炮姜3g，白术5g；热泻者，加黄芩5g，黄连1.5g；苔厚腻者，去白芍加苍术5g；伴呕吐者，加陈皮5g，姜半夏5g。用药剂量根据年龄增减。

注解：小儿风泻的病机是由于小儿肠胃娇嫩，风邪内客脾胃，脾失健运，湿浊不化，分清泌浊功能紊乱，水谷并走于大肠，故出现腹痛，肠鸣，泄泻，升麻葛根汤中升麻、葛根、防风均能祛风解表，以除致病之因。且风药多燥，燥能祛湿。升麻、葛根并用，能升举脾胃之清阳。方中芍药、甘草合用，可缓急和里，且甘草能调和诸药。故此五药并用，风泻可愈。

方一百二十一　小儿泄泻艾灸法（供方者　朱德军）

取穴：沿外踝正中垂直向下与赤白肉际水平线交叉处。

功效：温中止泻。

主治：婴幼儿腹泻。外感风寒或脾虚引起的腹泻，对清水泻疗效最佳。

操作方法：将艾条点燃，对准穴位进行灸熏，每次1～2分钟，连续来回2～3次，合计3分钟左右。每天一次，一般一次即可见效，最多2次。

注解：操作过程中要留意观察患儿的表情，如太烫时，患儿的脚会出现颤动，应该拿开艾条。灸熏时应离开皮肤1cm左右，以皮肤发红不起水疱为度。

厌 食

厌食，指因脾胃失调，不欲进食，甚至拒食的疾病。

诊断依据：①长期食欲缺乏，而无其他疾病。②面色少华，形体消瘦，但精神尚好，无腹部膨胀。③有喂养不当史，如进食不定时定量、过食生冷、甘甜厚味、零食或偏食等。

方一百二十二　小儿厌食方（供方者　程志源）

组成：茯苓、白术、陈皮、白芍、当归、山药、焦山楂、莱菔子、连翘、姜半夏各3～6g，砂仁、白豆蔻（后下）各1.5～3g，柴胡1～3g，枳实2～4g，炒薏苡仁6～10g，六神曲4～6g，炙甘草2～3g。

功效：疏肝健脾，消食和胃。

主治：脾胃气虚，肝气郁滞所致的厌食证。

用法：每日1剂，水煎2次，混合浓缩至100～300mL后分2～4次口服。

心理行为干预：①由患儿自主进食。②养成定时进食、不吃零食习惯。③采取适当的方式诱导患儿进食各种食物。④长辈以身作则，营造在餐桌上专心致志进餐的用餐氛围。

注解：小儿"肝常有余，脾常不足"，加之长辈娇生惯养、百般宠爱，任其恣意零食，养成不良饮食习惯。因此，小儿厌食的病因不仅与营养有关，还受到社会和家庭多种因素的影响。调查表明，散居儿童的厌食发病率高于聚居儿童，这与散居儿童生活不规律、零食较多，多由老人带养有关；其次，家长教育方式不当、不良的饮食卫生习惯和因玩耍而影响进食是引起小儿厌食的社会心理因素。因此，在以中药疏肝健脾消导的同时，家长还应给予心理行为干预治疗。

疳 证

疳证，指由喂养不当，脾胃受伤，影响生长发育的病症。相当于营养障碍的慢性疾病。

诊断依据：①主症见面色萎黄，形体消瘦，头发稀疏、色黄、少光泽，手足心热，入睡后出汗，露手足于衾外，食欲缺乏，大便或溏或干。舌淡或舌尖红赤，苔薄白或薄黄，指纹淡红或青紫，脉弦细。②兼症见头额青筋暴露，囟门迟闭，腹部膨隆，夜啼，睡时露睛、磨牙，便前腹痛，便后痛止。

方一百二十三 童参柴胡汤（供方者 程志源）

组成：太子参（又名童参）、薏苡仁各6～30g，炒白术、赤芍、白芍、茯苓、炒扁豆、怀山药、炙鸡内金、陈皮、六神曲各3～10g，柴胡、砂仁、炙甘草各3～6g。

功效：抑肝扶脾。

主治：脾虚肝旺引起的营养不良。

用法：每日1剂，水煎2次，混合浓缩至100～200mL后分多次口服。

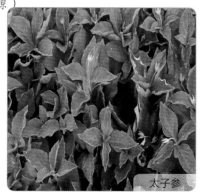
太子参

加减：入睡后出汗者，加浮小麦、麻黄根（或糯稻根）各3～10g；出汗多者，再加煅龙骨、煅牡蛎各10～30g（先煎）；纳呆明显或大便不化者，加焦山楂3～10g，炒谷芽、麦芽各6～10g；腹部膨隆者，加枳壳3～6g，莱菔子3～10g；中、重度贫血者，加当归3～12g，阿胶3～10g；大便镜检有寄生虫卵者，加川楝子、使君子各3～6g；夜寐露手、足于衾外或啼哭者，加钩藤3～10g，蝉蜕3～6g；囟门迟闭，身高不足者，加三七粉0.5～1.5g吞服，每日2次；肥胖者，重用薏苡仁至60g，加苍术3～6g。

注解：本病病机为脾虚肝旺，脾气不足，运化失职，生化乏源，水谷精微吸收障碍，脏腑百骸失于濡养，则见面色萎黄，形体消瘦，头发枯黄，食欲缺乏，睡时露睛，囟门迟闭；肝火内扰灼伤津液，阴虚火旺，故手足心热，夜啼，得凉则安。方中太子参、茯苓、白术、甘草益气健脾；山药、扁豆、薏苡仁补脾渗湿；砂仁行气化湿；加用白芍平肝潜阳，养血敛阴；鸡内金健胃消食；赤芍活血祛瘀以除积久血瘀之弊，可促进胃肠血液微循环。

麻 疹

麻疹，指由感受麻疹疫毒所致，以发热、咳嗽，泪水汪汪，唇内颊"麻疹黏膜斑"及满身布发红疹为特征，是好发于冬春季节的乙类传染病。

诊断依据：①初起有发热、咳嗽、喷嚏等类似感冒的表现，但发热渐高，眼红多泪，口腔颊黏膜近白齿处可见"麻疹黏膜斑"。发热3～4天则出疹，从颜面开始，逐渐遍及全身，皮疹出齐后，热渐退，疹渐回。邪毒深重者，可合并肺炎、喘嗽、喉痹、昏厥等危象。②在流行季节，有麻疹接触史。③血白细胞计数可减少，中性粒细胞及淋巴细胞几乎相等。④麻疹前期时，口腔黏膜或鼻咽拭子涂片找到多核巨细胞，有助诊断。

方一百二十四（供方者 俞绶慧）

组成：牛蒡子10g，荆芥、防风、连翘、霜桑叶、西河柳、紫背浮萍、前胡、桔梗各6g，蝉蜕、升麻各3g。

功效：疏风透疹。

主治：麻疹初期，疹已显而全身未出遍者。

用法：每日1剂，水煎2次，混合后分多次服。

加减：如头面部及上半身都已出疹，而下半身很少者，则去升麻、桔梗，加炒莱菔子10g或丝瓜络3g；亦可加怀牛膝6g以引火下行。如下半身已出而上半身较少者，则可适当加重药量桔梗至10g、升麻至6g，不过亦只能服1～2剂；如高热并发肺炎，可去荆

西河柳

芥、防风，加炙麻黄2g，生石膏（先煎）20～30g；咳嗽重痰多者，可加杏仁、浙贝母各6g。

注解：只可用于麻疹初现时，仅用1～2剂。如头面及上半身都已出疹，下半身少见，若方中不去升麻、桔梗，则热势不退，下半身疹难出，极易出现高热、并发肺炎而成危症。此时可加三叶青、小春花、金银花以杀病毒而退热。少见有并发痢疾者，可加槟榔5g或白头翁5～6g。如因麻疹未出透，而造成全身发痒、咳嗽重者，均可用上方加减应用，但须以素食为宜，千万别吃荤太早。本方亦可用于一般风疹治疗。

主审点评：牛蒡子，又名大力子、恶实、鼠粘子，为菊科草本植物牛蒡的成熟种子。味辛、苦，性寒，归肺、胃经。《本草纲目》曰："消斑疹毒。"

水 痘

水痘，指由感染时行病毒，蕴于肺、脾，发于肌肤，皮肤出现红色丘疹，中有水疱的传染病。

诊断依据：①初起有发热、流涕、咳嗽、不思饮食等症，发热大多不高。在发热的同时，1～2日内即于头、面、发际及全身其他部位出现红色斑丘疹，以躯干部较多，四肢部位较少。疹点出现后，很快变为疱疹，大小不一，内含水液，周围有红晕，继而结成痂盖脱落，不留瘢痕。②皮疹分批出现，此起彼落，同时丘疹、疱疹、干痂往往并见。③起病2～3周前有水痘接触史。

方一百二十五　水痘方（供方者　舒灯红）

组成：生薏苡仁15g，滑石12g，芦根、金银花、板蓝根各10g，牛蒡子、连翘各6g，淡竹叶、薄荷（后下）各5g。

功效：疏风清热，解毒利湿。

主治：外感时邪风毒，内因湿热蕴郁所致的水痘轻证。

用法：每日1剂，水煎2次温服。

加减：咳嗽者，加苦杏仁5g；腹泻者，去牛

薄荷

蒡子，加桑叶5g；壮热口渴者，加生石膏（先煎）15g，天花粉6g；口舌生疮者，加川连2g；皮肤作痒者，加蝉蜕5g；根盘红晕明显者，加赤芍5g；疱浆浑浊者，加紫花地丁10g；有脓痂者，外用加料青黛散和麻油调搽；大便干结者，加元参6g，酌加生大黄（后下）3～5g，枳壳3g；血热伤阴者，加生地黄10g。以上方药剂量视年龄、体质、病情增减。

注解：本病由外感时邪风毒，内因湿热蕴郁，留于脾、肺二经，发于肌表所致。临床所见多属风热轻证，少数患儿可因热毒炽盛，而内犯气营。有鉴于此，自拟基本方"透风于热外，渗湿于热下"，兼"先安未受邪之地"，投药后能使重证患儿的痂皮易脱落，轻证则不但水痘分布稀疏，且见皮疹演变可顿挫，即丘疹不经疱疹而消退，即获"重者化轻，轻者化无"之效。注意服药后忌生冷、油腻食物。

夏季热

夏季热，以小儿不耐暑气的熏蒸，蕴于肺、胃，致长期发热、汗闭、口渴、多尿为主症。其特点为体温常随气温的变化而升降的季节性疾病。

诊断依据：①临床表现为发热不退，咽痛、口干，头身困重，胸闷不适，纳呆，小便短赤，大便或溏或干，舌质红，苔黄腻，脉滑数（指纹紫滞）。②除体温升高，周围血象有部分患儿可呈淋巴细胞偏高外，体格检查及实验室检查常无明显异常。

方一百二十六　清热化湿汤（供方者　程志源）

组成：金银花、大青叶、板蓝根、葛根、藿香、佩兰各3～10g，薄荷（后下）、柴胡、蝉蜕、白豆蔻（后下）、射干各2～6g，六一散（包）9～27g，建曲6～12g。

功效：清热解毒，理气化湿。

主治：暑湿困遏、热毒内蕴所致的发热不退，咽痛口干，头身困重，胸闷不适。

用法：每日1剂，头煎加水200～400mL，煎取150～300mL；二煎加水150～350mL，煎取100～300mL。两汁混合，少量频服。

注解：中医理论认为，肺司皮毛，主呼吸之气、宣发与肃降，以蒸腾水液，调节体温。小儿乃稚阳之体，肺常虚，体温调节功能不全，复感暑湿，困遏肌表，腠理不得疏泄，阳气不能升清化浊。湿困肌表，故身热不退，头身困重，胸闷不适；热邪上壅，则口干咽痛；湿热下趋，则小便短赤，大便干结；湿困脾阳，健运失司，故纳呆，大便溏薄；舌质红，脉滑数（指纹紫滞）均为湿热内蕴之征象。现代中药药理研究表明，金银花、大青叶、板蓝根、射干、蝉蜕、柴胡、葛根、佩兰、薄荷均有不同程度的抗病毒和（或）解热作用；板蓝根、柴胡可增强机体免疫功能，使正胜而邪却；白豆蔻增进胃肠蠕动，祛除胃肠积气，有芳香健胃之功；藿香、建曲则促进胃液分泌，增强消化功能。全方共奏清热解毒、理气化湿之效，可使表湿得化，里热得清。

小儿顽固性发热

小儿顽固性发热，多由外感热病日久，气阴两伤所致，以体温反复升高为主要表现。

诊断依据：反复发热超过3天（含），体温仍不退或再次升高，并有气阴两虚表现者。

方一百二十七 鲜石斛（供方者　程志源）

组成：鲜石斛。

功效：益气，养阴，清热。

主治：气阴两虚所致的小儿顽固性发热。

用法：取鲜石斛每日每公斤体重0.6g，按0.2g/mL的浓度榨汁煮沸后分3次服用。

注解：顽固性发热，常见于小儿外感热病。热病日久，必耗气伤阴；加之反复应用退热药物发汗，更伤气阴。患儿多有咳嗽、咽或扁桃体充

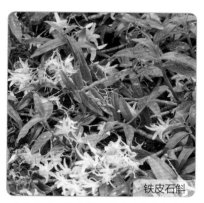

铁皮石斛

（张立峰，摄于浙江省武义县寿仙谷）

血等呼吸道感染表现，且兼有出汗、口渴、唇干、颧红、大便干结或小便黄赤等气阴两虚症状。本品必须在常规治疗的同时应用，体温≥38.5℃时，须加用退热药。《中华人民共和国药典》记载：石斛，味甘，性微寒。功能：益胃生津，滋阴清热。故阳虚或寒湿而无热象者忌用。经临床研究表明，新鲜铁皮石斛可以缩短体温降至正常的时间，减少体温复升的次数。且味甘易为患儿接受，故可用于发热时间

较长、反复应用解热镇痛药发汗导致气阴两虚、余热未清的患儿，以解决反复发热体温不退的难题。

主审点评：目前，野生的铁皮石斛已难寻觅。武义县黄龙开发区的寿仙谷药业公司种植了大量的铁皮石斛。公司采用高科技手段培育出的"仙斛一号""仙斛二号"新品种，其中有效成分含量远高于野生品种，用于治疗疾病疗效更佳。这对于武义的患者而言，是"近水楼台"的福音。

反复呼吸道感染

反复呼吸道感染，是指在一段时间内反复发作感冒、咽及扁桃体炎、支气管炎、肺炎等呼吸道感染性疾病，多与肺脾气虚，卫外不固有关。

诊断依据：

（1）0~2岁小儿每年患上呼吸道感染7次以上，或每年患气管炎、肺炎3次以上；3~5岁小儿每年患上呼吸道感染6次以上，或每年患气管炎、肺炎2次以上；6~12岁小儿每年患上呼吸道感染5次以上，或每年患气管炎、肺炎2次以上。

（2）2次上呼吸道感染之间间隔至少7天以上。

（3）上呼吸道感染次数不够，可加下呼吸道感染，反之不可。

（4）须观察一年。

方一百二十八　三伏天手法按摩加穴位贴敷（供方者　金妙青、徐峰）

按摩手法：

（1）揉肺俞：点揉50~100次。

（2）揉风门：揉20~30次。

（3）揉掌小横纹，揉100~300次。

（4）推肺经：推100~300次。

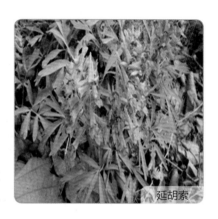
延胡索

手法穴位按摩每日1次，持续按摩15天后，改为隔10天1次，再按摩15次。同时结合穴位贴敷每隔10天1次，每次贴敷时间为20~90分钟，共3次。久病体虚，先天不足者，加补肾经，小指末节罗纹面向指尖方向直推100~300次。

穴位贴敷：

（1）选穴：肺俞、心俞、膈俞、大椎，偏阳亢体质去大椎穴。

（2）药物：肉桂、白芥子、甘遂、延胡索、细辛、白芷、沉香共研粉，生姜汁调和。每次贴敷时间为20~90分钟。

功效：扶正固本，祛邪。

主治：肺脾两虚、气血不足或肾虚骨弱、精血失充证候表现的反复呼吸道感染患儿。

注解：小儿反复呼吸道感染是儿科常见病、多发病，不仅发病率高，而且存在常年反复发作倾向，直接影响儿童的生长发育，并且严重影响儿童健康。临床上仍应以预防为主。伏天暑气当令，人体腠理开泄，此时用药，药物之气能更好地渗透皮肤，入经归脏，以达病所而发挥作用。选用三伏天进行手法穴位按摩结合穴位敷贴，突出了内病外治、冬病夏治、预防为主的方针。通过推肺经、揉掌小横纹、揉肺俞、揉风门穴等来调节机体的阴阳气血，起到疏通经络，调达营卫，抗御外邪，提高免疫力，激发人体的自然抗病能力，达到治疗和预防的目的。贴药可刺激穴位，激活皮肤中某些神经末梢和酶类，而参与机体的免疫调节，提高免疫力或降低过敏状态。小儿虽为柔嫩之体，但其脏气清灵，随拨随应，其皮肤角质层较薄，药物的吸收较成人强，故应用中药外贴穴位疗效更为显著。上、下呼吸道感染急性发作期、中暑及腹泻等其他急性病患儿忌用。

主审点评：20世纪70年代初，中国中医研究院（今中国中医科学院）广安门医院在继承传统中医药疗法的基础上，创建了"冬病夏治"三伏贴。近些年已在全国推广使用，每年的"三伏"前后，在开展此项目的各医疗单位的贴敷门诊，都会出现人潮如涌的场面。

（1）贴敷时机：通常选择初伏、中伏、末伏日各贴敷1次（有些年份中伏为20天），在夏至到末伏期间的任意时间贴敷，同样可起到较好的疗效。每次贴敷的间隔时间一般为10天左右。连续贴3~4次为1个疗程，并且连续贴3年。

（2）适应证：支气管炎、支气管哮喘、咳嗽、咽喉炎、过敏性鼻炎、风湿性关节炎、类风湿关节炎、慢性结肠炎、过敏性皮肤病，以及脾胃虚寒类疾病。

（3）禁忌证：妇女妊娠期，结核病、糖尿病、严重心肺疾病患者，感冒、发热、肺炎、各种感染性疾病急性发热期，支气管扩张、咯血，皮肤破损或瘢痕，对贴敷药物过敏的患者，均不宜贴敷治疗。2岁以下儿童，由于皮肤娇嫩，贴敷容易引起感染，不宜贴敷。

（4）贴敷部位：背部左、右膀胱经肺俞、心俞、膈俞，共6处。

（5）贴敷时间：成人每次贴药时间为4~6小时，小儿贴药时间为2~4小时；具体贴敷时间根据患者皮肤反应而定，一般以患者能够耐受为度，如感觉贴药处有明显不适感，即可自行取下。

狐疝（小肠气）

狐疝，是指小肠坠入阴囊，时上时下，平卧或用手推时坠物可缩入腹腔，站立时又坠入于阴囊，如狐之出入无常的病症。相当于腹股沟疝、斜疝。

方一百二十九 （供方者　俞绶慧、陈建平）

组成：黄芪6~10g，党参、海藻、昆布、川楝子各6g，胡芦巴3~6g，升麻、柴胡、小茴香、橘核、厚朴花各3g。

用法：每日1剂，水煎2次，混合分2次服。

加减：消化不良者加炒白术、焦山楂各6g，血虚者加当归6g，亦可在方中加用朝天子（云实子）3~6g，荔枝核3~5个。

针刺穴位：足三里（双），合谷（双）或曲池（双）。

操作方法：男先针左侧，取"男左女右"；先针足三里穴（深1寸左右），再针合谷穴（深0.5寸左右），用泻法。

注解：小儿疝气，每与先天因素有关，初期仅见小腹部于啼哭时触及一肿块甚或肿块亦难以触及者，患儿只是时常啼哭，往往容易疏忽。本病在西医一般须待患儿稍大方予手术治疗，但在等待期间，患儿每因疼痛而哭闹不止，痛苦不可言。且少数患儿若发展至小肠落入阴囊不能回收腹腔而成"嵌顿疝"者，则在数天内便出危险，不得不立即进行手术。而用本法治疗，方法简便，药物常见，整个针灸治疗过程只需数分钟，费用极低，既为患儿解除了痛苦，又为病家节约了经济开支。一般针治一次，不服药或辅服中药3剂，即可获愈。若第一次治疗时疗效不显，则1个月后再照前治疗第二次。病儿年龄在6个月以内即予治疗者疗效最佳，若已超过1周岁则疗效不显。

注：针刺深度的"寸"，是指依据患者身材大小的"同身寸"。

附录一

《永康中医秘方验方集》节选

【编者按】

武义县与永康县合并期间，永康县人民委员会卫生科（卫生行政管理部门）于1959年12月组织编写了《永康中医秘方验方集》一书，书中收集93首原我县辖区中医医师提供的单方验方，筛选尚有应用价值者84首，俾流传后世。

为尊重历史，其中的病名及计量单位保留原状不变，换算方法：

1斤=16两，1两=10钱，1钱=10分。

1斤=500克，1两=31.25克，1钱=3.125克，1分=0.3125克。

编写体例保持原貌，为规范起见，部分简化或俗称药名已做修改。

一、内科疾病方

【脑膜炎】

主治：脑膜炎，头痛如裂，项强而仰，甚至人事不知者。

方药：龙胆草五分，鲜生地四钱，当归二钱，川连四分，白菊花三钱，回天丸半粒。

用法：煎药取汁，冲回天丸服。

附注：神昏谵语，目上视者，加羚羊角、犀角各三分。

供方者：桃溪公社上坦卫生所　陈育生

【感冒】

其一

主治：单纯型感冒，发热，畏寒，头痛，肢酸，鼻闭，流涕者。

方药：荆芥一钱半，防风一钱，苏叶八分，法半夏一钱半，陈皮一钱，枳壳一钱，桔梗一钱半，甘草五分，藁本一钱半，蔓荆子二钱，生姜二片。

用法：水煎服。

供方者：桃溪公社卫生院　潘润泽

其二

主治：感冒兼有夹食腹痛者。

方药：荆芥一钱半，防风一钱，建曲二钱，焦二芽各二钱，莱菔子一钱半，焦山楂二钱，桔梗一钱，苏梗五分。

用法：水煎服。

附注：随症可酌加鸡内金、槟榔、枳实。

供方者：桃溪公社卫生院　潘润泽

其三

主治：感冒而兼有恶心、便泻者。

方药：羌活一钱，独活一钱，防风一钱，苍术一钱，藿香一钱半，川朴一钱，猪苓二钱，赤茯苓二钱，泽泻二钱。

用法：水煎服。

供方者：桃溪公社卫生院　潘润泽

【疟腮】

主治：耳下及腮部肿胀，相互传染，古称疟腮瘟，俗称猪头风。

方药：防风一钱，荆芥一钱半，生石决明五钱，夏枯草三钱，浙贝母三钱，丝瓜络一钱半，桔梗八分，黑栀仁三钱，甘菊花三钱，赤芍一钱半，钩藤三钱，天花粉三钱，连翘二钱。

用法：水煎服。

附注：外搽金黄散，忌酸性食物，三天即愈。

供方者：壶山公社卫生院　徐化民

【疟疾】

其一

主治：阴疟至晚即发，累月不愈。

方药：东参一钱五分，白芍一钱，川芎一钱，柴胡八分，红花三分，炙甘草八分。

用法：水煎后温服。

编者按：如加常山更效。

供方者：新宅公社卫生院　朱敷瑜

其二

主治：疟疾兼痢。

方药：柴胡一钱，煨草果七分，法半夏二钱，砂仁五分，青皮、陈皮各一钱，黄芩一钱半，木香五分，槟榔一钱半，炒白芍一钱半，生姜片三片，红枣三枚。

用法：水煎服。

供方者：新宅公社卫生院　朱敷瑜

【黄疸】

其一

主治：黄疸，酒疸，全身面目悉黄。

方药：茵陈三两，大黄二钱，黄芩二钱，黄连二钱，党参一钱半，栀子七枚，炙甘草一钱。

用法：水煎服。

供方者：新宅公社卫生院　朱敷瑜

其二

主治：眼白（巩膜）、指甲均黄，小便赤黄，二脚沉重，口苦，食之无味。

方药：遍地黄金（金钱草）一两，猪肉五两，红枣五枚。

用法：水煎服。

附注：体寒者不宜服。

供方者：桐琴公社　朱凤发

其三

主治：急性肝炎，发热，皮肤黄染，二目均黄，小便赤短者。

方药：茵陈二钱，黑栀子三钱，黄柏三钱，黄芩一钱半，川连一钱，车前四钱，泽泻二钱，川郁金一钱半，赤芍二钱，银柴胡一钱半，地骨皮三钱，霜桑叶三钱，制香附二钱。

用法：水煎服。

附注：忌辛辣冷硬。

供方者：壶山公社卫生院　叶鹤林

其四

主治：慢性肝炎，由于劳力过度引起两胁微痛，肤黄，二目微黄，小便利，四肢无力者。

方药：当归三钱，白芍三钱，银柴胡一钱五分，白茯苓三钱，炒白术二钱，甘草一钱，茵陈六钱，黑栀仁二钱，香附二钱，黄芩一钱五分，代代花八分，葛根二钱。

用法：水煎服。

附注：忌腥冷辣硬。

供方者：壶山公社卫生院　叶鹤林

【中风】

主治：骤然昏厥，人事不知，口角流涎，舌根强硬不语，二手振颤。

方药：党参二钱半，炒白术一钱半，白茯苓四钱，广陈皮一钱半，制半夏二钱，陈胆星一钱二分，炙甘草六分，川羌活一钱二分，藁本一钱二分，防风一钱半，蔓荆子一钱半，川芎一钱半，当归一钱半，生姜三片，红枣三枚。

用法：水煎服。

供方者：新宅公社卫生院　朱瑜敷

【头痛】

主治：因风湿热邪引起之头痛。

方药：川芎五钱，炙甘草一两五钱，柴胡七钱，黄芩一两，川黄连一两，羌活一两，防风一两。

用法：以上各药合研细末，以茶汁调成膏，早晚各服一次，每服三钱。如无现成配好的，也可用水煎服。

供方者：桃溪公社卫生院　潘润泽

【咳嗽】

其一

主治：久咳失音。

方药：诃子一钱，五味子一钱半，百合三钱，北沙参二钱。

用法：水煎服。

供方者：新宅公社卫生院　朱瑜敷

其二

主治：痰塞咽喉，吞之不下，咳之不出。

方药：川贝三钱，法半夏三钱，茯苓三钱，白术五钱，神曲二钱，甘草一钱，桔梗一钱，白矾一钱，紫菀一钱。

用法：水煎服。

供方者：新宅公社卫生院　朱瑜敷

其三

主治：肺炎，咳嗽，喘急，鼻翕，发热，喉间痰鸣。

方药：天葵草一钱，僵蚕一钱，小春花八分，连翘一钱，天竺黄八分，鲜石斛一钱半，杏仁八分，防风五分，车前子一钱，焦白术一钱，桑白皮五分，瓜蒌皮一钱，蝉蜕五分，灯心草一钱。

用法：水煎服。

附注：上系小儿用量，亦可配入回春丸同服。

供方者：柳城公社卫生院　徐志荣

【哮喘】

其一

主治：急性支气管炎，发热恶寒，气急咳嗽者。

方药：前胡二钱，荆芥一钱半，桑白皮三钱，牛蒡子三钱，葶苈子四分，杏仁二钱，桔梗一钱五分，金沸草二钱，淡竹茹二钱，枇杷叶三钱，橘红二钱。

用法：水煎服，忌荤腥辛辣。

供方者：壶山公社卫生院　叶鹤林、郑丝阁

其二

主治：气虚久病之喘。

方药：潞党参三钱，牛膝三钱，熟地五钱，麦冬五钱，山茱萸四钱，胡桃肉三钱，枸杞子一钱，五味子一钱，生姜五片。

用法：水煎服。

供方者：新宅公社卫生院　朱瑜敷

【痰中夹血】

方药：鲜生地四钱，天竺黄一钱，荆芥炭一钱半，黑山栀三钱，白芍炭二钱，侧柏炭三钱，浮海石二钱，荷叶三钱，仙鹤草二钱，前胡一钱，胖大海四粒。

用法：水煎服。

供方者：柳城公社卫生院　徐志荣

【胃脘痛】

其一

主治：寒邪心痛。

方药：苍术二钱，白芍五钱，当归一两，桂心一钱，高良姜一钱。

用法：水煎服。

供方者：新宅公社卫生院　朱瑜敷

其二

主治：胃酸过多，中脘痛。

方药：乌贼骨、凤凰壳（鸡蛋壳）、浙贝母各等分。

用法：共研细末，每服二钱，日三次，用乌药五钱煎汤送服。

附注：忌生冷硬物，戒烦恼，勿过劳。

供方者：壶山公社卫生院　徐化民

【中暑发痧】

主治：中暑发痧。

方药：冷水丹根（鸢尾）三寸（其叶似射干）。

用法：冷开水嚼服。

供方者：潘一德

【反胃】

主治：反胃噎食，气逆不降。

方药：旋覆花三钱（包），代赭石一钱，党参二钱，甘草二钱，法半夏二钱，生姜五片，红枣十二枚。

用法：水煎服。

供方者：新宅公社卫生院　朱瑜敷

【疝气】

其一

主治：小肠气痛。

方药：炒小茴香一钱，广木香五分，炒橘核一钱，炒乌药八分，炒荔枝核七枚，炒青皮一钱，焦山楂核三钱，均姜（干姜）三分。

用法：水煎服。

供方者：壶山公社卫生院　叶鹤林

其二

主治：中寒冷疝。

处方：当归一钱，白芍一钱，附子五分，肉桂六分，川楝子二钱，小茴香二钱，泽泻一钱，吴茱萸八分，茯苓一钱半，元胡一钱半。

用法：水煎温服。

供方者：新宅公社卫生院　朱瑜敷

其三

主治：盘肠气痛，脐周围痛。

方药：黄木香二钱，小茴香二钱，上二味用盐炒热去盐；川楝子四钱，用巴豆四粒同炒热去巴豆。

用法：共研细末，分三次服用，用酒送下。

供方者：壶山公社卫生院　徐化民

其四

主治：肾子肿大。

方药：当归二钱，赤芍二钱，防风一钱半，橘核一钱半，小茴香二钱，官桂一钱半，砂仁一钱半，黄木香一钱半，赤茯苓一钱半，苍术一钱半，荔枝核十四枚。

用法：水煎服。

供方者：桃溪公社上坦卫生所　陈育生

【腹泻】

主治：消化不良之便泻。

方药：黄木香一钱半，制厚朴一钱半，建曲二钱，大蒜二钱。

用法：水煎服。

供方者：桃溪公社卫生院　潘润泽

【大肠下血】

主治：大肠下血，肠风痔血。

方药：槐花、地榆、生地、黄芩、黄连、栀子、黄柏、防风、秦艽、川芎、当归、党参、枳壳、升麻。

用法：水煎服。

供方者：新宅公社卫生院　朱瑜敷

【小便下血】

主治：尿中带血。

方药：鲜旱莲草四两，鲜车前草四两。

用法：上二味同捣取汁，用开水烫热，空腹温服一盏。

编者按：小便下血而尿道无灼痛者可服六味地黄丸。

供方者：壶山公社卫生院　徐化民

【小便不通】

主治：小便点滴不通者。

方药：杏仁七粒，炒黄，注意切勿炒焦。

用法：研末吞下。

附注：本方系祖传丹方药，虽轻微用之极验。

供方者：壶山公社卫生院　徐化民

【小便失禁】

主治：小便失禁。

方药：党参三钱，炙黄芪二钱半，炒白术一钱半，熟地四钱，山萸肉二钱，怀山药三钱，菟丝子四钱，覆盆子二钱半，桑螵蛸二钱半，益智仁二钱，肉桂八分，淡附子八分，煨诃子一钱半。

用法：水煎服，经数例效果良好。

供方者：桐琴卫生所　韩遇升

【淋浊】

其一

主治：五淋。

方药：赤白茯苓各半钱，赤白芍各二钱，生栀子一钱半，当归二钱，生、炙甘草各一钱半，灯心草二十条。

用法：水煎服。

附注：气淋加香附、麦芽，血淋加川牛膝、桃仁、红花、生地，石淋加滑石、海金沙，膏淋加萆薢分清饮，劳淋合补中益气汤。

供方者：桃溪公社卫生院　潘润泽

其二

主治：红白淋浊。

方药：木通藤根四两。

用法：水煎服。每天煎服一两，三天即愈。

附注：这根要生柏子树上朝东南的最佳，本方祖传，很有效。

供方者：壶山公社卫生院　徐化民

其三

主治：暑天热淋或小便不通作痛者。

方药：鲜三白草、鲜车前草、马齿苋分量不拘。

用法：水煎服，忌腥膻、香料。

供方者：城柳公社卫生院　吴履中

【鹤膝风】

主治：膝关节疼痛、肿大如鼓槌，俗称鼓槌风者。

方药：金樱子根四两，夏枯草五钱，黄茅根四两，土牛膝一两。

用法：水煎服。

附注：若肿大而红者，不宜；若膝大而冷，下腿枯小者，也无效。

编者按：如膝大而冷，腿胫枯细者，症起大病之后者，宜十全加防风、牛膝；若有结核性关节炎可疑，可用阳和汤治之。

供方者：壶山公社卫生院　徐化民

【二足麻木痹痛】

方药：潞党参二钱半，炙黄芪二钱，西秦艽二钱，独活一钱二分，防风一钱二分，老君须一钱半，千年健二钱半，细辛八分，肉桂八分，熟地一钱，当归二钱半，川芎一钱半，酒芍二钱，炙甘草六分。

用法：水煎服。

供方者：桐琴卫生所　韩遇升

主审点评：老君须，又名毛白前、龙胆白前、竹灵消、正骨草、婆婆衣、绒针等，为萝摩科植物雪里蟠桃（竹灵消）的根和地上部分。

【瘿瘤】

主治：治瘿瘤（单纯性甲状腺肿）。

方药：海藻五钱，昆布六钱，黄木香一钱，青木香一钱半，淡明脯（淡墨鱼干）一只。

用法：煎服一段时间。

供方者：桃溪公社上坦卫生所　陈育生

【心悸】

主治：心悸。

方药：桂圆核一斤，去黑皮，长流水煎烂，加大黑枣一斤，去核捣烂为丸。

用法：每晨淡盐汤送下三钱。

供方者：新宅公社卫生院　朱瑜敷

二、妇产科

【月经淋漓不止】

主治：月经淋漓不止。

方药：酒白芍二钱，炒黄柏二钱，炒黄芩一钱半，炙龟甲四钱，醋香附一钱半，炒樗皮一钱，炒冬术三钱，茯神半钱，炒枣仁三钱，党参二钱，炙黄芪三钱，当归三钱，炙甘草一钱，加酒一小盅为引。

用法：水煎服。

附注：忌食生冷、辛辣刺激等物，治愈后戒房事2个月。

供方者：柳城公社卫生院　俞绶慧

【妊娠胎漏】

主治：怀孕后胎不动，腹亦不痛，然时常有出血者。

方药：党参二钱，白术五钱，杜仲二钱，枸杞子二钱，怀山药二钱，当归身一钱，熟地五钱，麦冬二钱，五味子五分，山萸肉二钱，甘草一钱。

用法：水煎服。

供方者：新宅公社卫生院　朱瑜敷

【产后出血不止】

主治：产后血崩不止。

方药：生化汤加野山别直参一钱。

用法：水煎服。

附注：若无别直参，用黄芪一两，潞党参一两，桂圆肉二两亦可。

供方者：壶山公社卫生院　叶鹤林

主审点评：生化汤（《傅青主女科》）：当归15g，川芎9g，桃仁9g，炮姜1.5g，灸甘草1.5g。水煎（或酌加黄酒同煎）服。

【乳痈】

主治：乳痈红肿疼痛。

方药：蒲公英五钱，鲜橘叶五钱，浙贝母二钱，天花粉三钱，甘草一钱，没药一钱半。

用法：水煎服，煎2次后再把药渣捣烂敷患处。

供方者：桃溪公社卫生院　潘润泽

【白带】

主治：白带过多。

方药：党参三钱，炒白术二钱，生薏苡仁三钱，怀山药三钱，海螵蛸三钱，益智仁三钱，升麻三钱，柴胡一钱半，煅牡蛎四钱，白鸡冠花三钱，桑螵蛸三钱。

用法：水煎服。

附注：黄带加赤芍、丹参各二钱，阴户发痒者外用苦参、蛇床子、黄柏各三钱煎水洗。

供方者：柳城公社卫生院　俞绥慧

【崩漏】

主治：崩漏败血。

方药：丹参三钱，茯苓三钱，阿胶三钱，丹皮一钱，郁金一钱半，地榆炭二钱，当归身五钱，枣仁一钱半，炒白术二钱，白芍炭一钱半，柏子霜三钱。

用法：煎服。

供方者：壶山公社卫生院　叶鹤林

三、儿　科

【麻疹】

主治：疹出到脚，气喘，咳嗽，鼻翕而渴，阴伤阳亢者。

方药：地骨皮二钱，桑白皮二钱，黄芩一钱，麦冬二钱，生地三钱，北沙参一钱，天花粉二钱，青蒿一钱，胡黄连一钱半，牛蒡子二钱，川贝母一钱半，竹叶一钱，枳壳一钱，麻仁二钱。

用法：水煎服。

供方者：下杨公社卫生院　徐益章

【百日咳】

其一

主治：百日咳。

方药：麻黄八分，杏仁一钱，白茅根三钱，天南星四分，川贝母一钱，橘红一钱，天冬一钱半，甘草五分，百部七分，川连七分，桑白皮七分，前胡一钱，法半夏七分，瓜蒌仁一钱半，葶苈子七分，石膏一钱半，黄芩一钱。

用法：上药加水250mL，煎成100mL，煎2次共200mL，每天2次，每次服10mL。

附注：本方载《中医杂志》1957年6期，通过临床观察，效果显著。

供方者：桃溪公社卫生院　潘跃波

其二

主治：百日咳，痉咳发作者。

方药：杏仁一钱半，白芥子五分，前胡一钱半，牛蒡子一钱半，陈皮一钱半，郁金七分，桔梗七分，枇杷叶一钱半，僵蚕七分，钩藤一钱半，款冬花八分，紫菀一钱。

用法：水煎服。

供方者：新宅公社卫生院　朱瑜敷

【小儿感冒发热不退】

方药：金丝吊葫芦（又名风子），小春花根。

用法：二味水煎服。

供方者：城柳公社卫生院　潘汶

【小儿多啼睡眠不安】

方药：龙胆草一钱，银前胡五分，蝉蜕五只，胡黄连一钱，金银花一钱半，黄柏五分，甘草五分，钩藤一钱，黑山栀一钱，大黄四分，麦冬一钱。

用法：水煎服。

供方者：柳城公社卫生院　俞绶慧

【小儿口腔炎、舌炎】

其一

主治：小儿发热后满口生疮，夜眠不安，妨于饮食者。

方药：生地二钱，木通一钱，车前一钱，竹叶一钱半，生石膏五钱，黄芩一钱，茯苓二钱，僵蚕一钱，蝉蜕一钱，防风一钱半，牛蒡子一钱半。

用法：水煎服。

附注：忌辛辣诸物。

供方者：柳城公社卫生院　俞绶慧

其二

主治：舌炎、口腔炎。

方药：人中白一钱，大坭（冰片）一钱，儿茶一钱半，元明粉一钱，马勃一钱半，月石（硼砂）八分，青黛一钱，共研细末。

用法：涂患处。

供方者：三港卫生所　徐兴康

【小儿吐泻】

主治：小儿秋夏之间吐泻伤津，口渴引饮者。

方药：蝉蜕一钱，滑石二钱，连翘二钱，白芍一钱半，怀山药四钱；吐甚者加竹茹、生姜，腹泻者加车前子、木通、赤茯苓。

用法：水煎服。

附注：本方来自《医学衷中参西录》，经治多人每获奇效。

供方者：桃溪公社卫生院 潘跃波

【小儿阴囊肿】

方药：蝉蜕一两，煎洗。

紫苏叶一把，捣如泥包贴阴囊。

供方者：新宅公社卫生院 朱瑜敷

四、伤外科

【骨折】

其一

主治：骨折创伤。

方药：土炒象皮一两，土炒象牙一两，儿茶五两，木鳖子五钱，净地龙五钱，制乳香、没药各一两，宣木瓜三钱，自然铜五钱（醋炒七次），煅龙骨三钱，无名异五钱，土鳖虫三钱，麝香三分，梅片五分，田三七一钱。

用法：上药共研为末，骨折整复后用蛋清调贴患处，外用鲜树皮包扎。

附注：外贴五钱。本方也可内服，每次五分，日夜各一次，陈黄酒送下。孕妇忌服。

供方者：壶山公社卫生院 徐化民

主审点评：象属于国家一级保护动物，被列入濒危野生动植物种国际贸易公约，禁止象及其制品的使用与贸易。保留此方仅为尊重历史，并让读者了解中医药的历史——在《本草纲目》中，象的牙、肉、胆、睛、皮、骨均可入药。

无名异，又名土子、秃子、铁砂等，为软锰矿的矿石。味咸、甘，性平。功能主治：活血止血，消肿定痛。用于跌打损伤，痈疽肿毒，创伤出血。

其二

主治：骨折后内服用。

方药：紫车河五钱，自然铜（醋炒七次）一两，田三七三钱，制乳香、没药各五钱，酒制大黄三钱，地鳖虫三钱，骨碎补五钱，麝香一分五厘。

用法：共研细末，每服一钱半，日夜各一服，陈酒送下。

附注：10岁以下10天即愈，20岁以下20天即愈，20岁以上50岁以下30天愈，孕妇忌服。

供方者：壶山公社卫生院　徐化民

其三

主治：骨折。

方药：野葡萄根、铁马鞭根、红木香根、血竭粉、野地橘。

用法：捣烂，敷贴患处，加包扎固定。

供方者：壶山公社卫生院　廖樟成

其四

主治：损伤、骨折。

方药：黄牯牛花根五分，黄茅根、山射干、七灵丹（七厘丹）、九重隔、铁毛盖、麦冬、紫荆皮、二头桥（天葵子）、山地榆、骨排草、木金藤根各二钱至三钱。

用法：水煎加酒，睡前服。

附注：忌腥气。方中黄牯牛花根不可多用。

供方者：下杨公社岩坑　廖紫金

其五

主治：跌打损伤。

方药：鹿角胶一钱半，当归三钱，乳香一钱半，三七一钱半，肉桂一钱半，血竭一钱半，红花一钱，桃仁一钱，川芎一钱半，杜仲一钱，丁香八分。

用法：共研末，每次服一钱，酒冲服。

供方者：桃溪公社上坦卫生所　陈育生

其六

主治：跌打损伤，祛瘀活血。

方药：当归一钱半，公丁香五钱，川芎六钱，落得打八钱，红花五钱，桃仁五钱，香附一两，地鳖虫五钱，田七五钱，制乳香五钱，制没药五钱，制草乌五钱，血竭五钱，黄木香五钱，制大黄五钱，肉桂二钱，煅自然铜五钱。

用法：共研细末，每服五分至一钱，酒冲服。

供方者：桐琴公社泉溪卫生所　项焕章

其七

主治：跌打损伤，骨折疼痛，血滞红肿。

方药：苎麻根、春兰花根、生姜、棕榈树根、骨碎补。

用法：共捣烂成饼敷患处。

供方者：下杨公社岩坑　应炳跃

其八

主治：损伤骨折。

方药：野葡萄根、铁雨伞根（亦称珍珠凉伞，即朱砂根）、野靛青根、黄柏根、野兰花根。

用法：加酒糟捣烂成饼，敷贴于患处。

供方者：下杨公社岩坑　廖紫金

【烫火伤】

其一

方药：（1）地榆，研极细，调凡士林。

（2）陈石灰，取古屋墙上石灰片，要有30年以上者，研成细末，用麻油一两，配入陈石灰粉一两。

（3）伏盘子根皮，洗净研末，麻油调。

用法：以上三种，任选一种，涂患处，纱布包裹，效果显著。

供方者：云华卫生所　潘凤楠

其二

主治：烫火伤。

方药：金樱子根数斤。

用法：煎成膏状，搽患处。

供方者：壶山公社卫生院　叶鹤林

【痈疽】

主治：发背对口。

方药：木莲叶捣汁一杯，蜂蜜一两。

用法：药汁和蜜一次服下，将渣贴患处，三服即愈。

供方者：壶山公社卫生院　徐化民

【疔疮】

其一

主治：唇疔、颧疔。

方药：野黄菊花五钱，紫花地丁四钱，重楼（蚤休、七叶一枝花）三钱，浙贝母四钱，薄荷一钱，生地五钱，防风四钱，金银花一两，赤芍三钱，连翘三钱，皂角刺五钱，六一散五钱。

用法：一日一剂，煎服。

附注：另用田鸡肝五个，捣烂加盐少许，贴患处。

供方者：壶山公社卫生院　徐化民

其二

主治：多发性疮疖，及小儿头上疮疖肿如李大，经久不退者。

方药：蛇皮膏。

用法：普通膏药一个，根据疮疖的大小在膏药上贴上蛇蜕一层如膏药等大，再上膏药油涂上一层即可贴于患处。

附注：此膏收效很快。

供方者：桃溪公社卫生院　潘跃波

【皮肤发痒】

主治：皮发痒似麻风者。

方药：当归三钱，苦参二钱，苍术二钱，蝉蜕一钱半，鲜生地三钱，生白芍三钱，白鲜皮三钱，土茯苓（奇良）三钱，胡麻仁二钱，牛蒡子二钱，知母二钱，木通一钱，生甘草一钱。

用法：水煎服。

供方者：大源卫生所　倪章和

【手足皲裂】

主治：手足因风寒刺激，皲裂，痛，流血。

方药：桐白（即桐子之果实）四五粒。

用法：桐白烧灰捣匀如膏，趁热贴患处。

附注：此方效果显著，如欲多制，可用桐白炒熟后即倾入石臼内，捣如膏，瓷瓶收贮，临用时用火熏热贴之。

供方者：柳城公社竹客卫生所　曾士逸

五、五官科

【目生翳障】

主治：二目肿煽，翳膜遮睛。

方药：白蒺藜一钱半，赤芍二钱半，柴胡二钱，荆芥一钱半，当归二钱半，霜桑叶二钱半，菊花二钱，谷精草一钱半，石决明四钱，黄芩二钱，焦栀子二钱，蝉蜕一钱半。

用法：水煎服。

供方者：新宅公社卫生院　韩遇升

【视物昏花】

主治：思劳过度，视物常有飞蚊满目之状。

方药：党参三钱，炙黄芪三钱，炒白术二钱，茯神五钱，远志四钱，枣仁二钱半，当归身三钱，酒白芍三钱，广木香八分，香附二钱，炙甘草六分，龙眼肉五个。

用法：水煎服。

供方者：新宅公社卫生院　韩遇升

【聤耳流脓】

主治：耳内流脓肿痛。

方药：韭菜自然汁。

用法：滴入耳内。

供方者：柳城公社卫生院　王庆云

【耳聋】

主治：中气不足，清阳不升而耳聋者。

方药：蔓荆子三钱，升麻五分，葛根三钱，潞党参五钱，炙黄芪五钱，川乌梅二钱，白芍二钱，炙甘草一钱，石菖蒲二钱。

用法：水煎服。

供方者：桃溪公社卫生院　潘润泽

【鼻渊】

其一

主治：鼻常闭塞，时流黄涕。

方药：辛夷二钱，知母三钱，苦丁茶一钱半，苍耳子二钱，通草二钱，蝉蜕一钱，薄荷叶三钱，白蒺藜二钱，白菊花二钱，荷叶一角。

用法：水煎服。

供方者：新宅公社卫生院　朱敷瑜

其二

主治：鼻塞不通，昼夜流衄，汁如渊状。

方药：生南星一钱，生半夏一钱，牙皂一钱，细辛八分，辛夷二钱，共研极细末。

用法：每日以药末少许，吹入鼻内。

供方者：桃溪公社卫生院　潘润泽

【鼻出血】

主治：鼻血久不愈。

方药：生地、熟地、川骨皮、枸杞子。

用法：水煎服。

附注：如不愈，再加旱莲草、侧柏炭、阿胶、白芍、当归、白头翁、伏龙肝。

供方者：新宅公社卫生院　朱敷瑜

【牙痛】

主治：牙痛。

方药：生石膏一两，丹皮二钱，生地三钱，荆芥一钱，青皮三钱，防风一钱，生甘草五分。

用法：上门牙痛，属心火，加黄连、麦冬；下门牙痛，属肾火，加知母、黄柏；右边痛，属肺火与大肠之火，加黄芩、桔梗、枳壳；左边痛，属肝胆之火，加龙胆草、柴胡、山栀。

编者按：属火痛者，本方有良效。体虚胃寒及孕妇均忌。

供方者：壶山公社卫生院　叶鹤林

【口臭】

方药用法：（1）荔枝肉一二枚，睡前含口中，次日早吐掉。

（2）白丑，研末刷牙用。

供方者：王庆云

【咽喉肿痛】

主治：喉痛，痰涎壅塞，呼吸困难，喉蛾急症。

方药：鲜土牛膝根不拘多少、皂角末少许。

用法：二味生捣绞汁喂服。

供方者：桃溪公社卫生院　潘跃波、潘润泽

六、针灸科

【胃脘疼痛】

取穴：上脘、中脘、章门、间使、内关、承山

附注：效果很好。

供方者：新宅公社卫生院　韩遇升

【急性阑尾炎】

取穴：阑尾穴（右足三里下一寸）、合谷、曲池

用法：双侧穴位均以强刺激，留针30分钟，在留针期间捻三四次，一日一次，连续3天。

附注：效果良好。

供方者：第二人民医院外科

附录二

《武义县民间单验方集》

【编者按】

1970年3月，武义县革委会卫生革命办公室遵照毛主席"把医疗卫生工作的重点放到农村去"的指示精神，为巩固农村合作医疗制度，特向民间百姓、草药医、全县"赤脚医生"等医务工作者征集并筛选了我县农村普遍常用、容易找到且有效的防治常见病的草药单验方388个，汇编成《武义县民间单验方（第一集）》，为农村防病治病工作发挥了积极作用。

为尊重历史，其中的病名及计量单位保留原状不变，换算方法：

1斤=16两，1两=10钱，1钱=10分。

1斤=500克，1两=31.25克，1钱=3.125克，1分=0.3125克。

编写体例保持原貌，为规范起见，部分简化或俗称药名已做修改。

一、内科疾病方

【感冒】

1.一枝黄花一两，白英（白毛藤）一两，水煎服。

2.鱼腥草五钱，朱砂根（小木禾、珍珠凉伞）二钱，兔耳风（一枝香）三钱，凤尾草三钱，水煎服。

3.一枝黄花（金锁匙、金钗花）一两，石胡荽（鹅不食草）五钱，水煎服。

4.蓬蘽五钱至一两，水煎服。

5.石胡荽（鹅不食草）、马鞭草各一两，水煎服。

6.卫茅（卫陀柴、鬼箭羽）茎枝一两，水煎服。

7.苏叶五钱至一两，马蹄香（杜衡）一至三钱，凤尾草一两，水煎服。

8.苦爹菜（百路通）一两，水煎服。

9.感冒初起，白茅根一至二两，水煎服。

【咳嗽】

1.枇把叶（鲜）一至二两，去背毛切细，水煎，冲糖服。

2.天青地白一两，紫苏三钱，前胡三钱，枇把叶（去毛）三钱，水煎服。

3.沙氏鹿茸草（白蜈蚣、千年霜）一两，水煎，冲冰糖服。

4.白英（白毛藤）一两，水煎服。

5.枇杷叶（鲜，去毛）五片，天门冬三钱，水煎服。

6.止咳糖浆配方，枇杷叶（去毛）50%、前胡5%、麦冬（全草）20%、酢浆草10%、桔梗10%、杏仁5%，用25斤水煎成10斤，外加适量蜜糖。服法，成人每次服20mL，小儿减半。

【头痛】

1.向日葵蒲一至三两，水煎服。

2.石胡荽（鹅不食草）三至五钱，紫参（草丹参）五钱，水煎服。

3.四叶对（鲜，四大天王）三钱，水煎服，忌红糖同服。

4.六月雪（千年不大树）五钱至一两，水煎服。

【高热】

  1.淡竹叶根一两，生甘草五分至一钱五分，水煎服。

  2.芭蕉根（鲜）捣汁一杯，生饮。

  3.灯心草（野马棕）二两，水煎服。

  4.萍（鲜，田字草）捣汁一杯，生饮。

  5.野菰（黄干花）二至五钱，水煎服。

  6.小春花（阴地蕨、独脚金鸡）二至五钱，水煎服。

  7.鲜生地、鲜石斛、小春花适量，水煎服。

  8.钩藤一钱，淡竹叶三钱，野菰（黄干花）二钱，娃儿藤一钱，水煎服。

  9.青蒿五钱，忍冬藤（金银花藤）五钱，水煎服。

【黄疸型肝炎】

  1.黄杨木根二至四两，龙胆草二钱，山栀子五粒，水煎服。

  2.摩来卷柏（岩柏）一两，凤尾草一两，水煎服。

  3.金樱子根四至八两，水煎服。适应慢性肝炎。

  4.天胡荽一至二两，加鸡肝，绵茵陈一两，水煎服。

  5.紫花地黄根一至二两，海金沙、凤尾草、乌韭各五钱至一两，水煎服。

  6.阴行草（角茵陈、乌韭）、摩来卷柏（岩柏）各四钱，水煎，冲白糖服。

  7.松针四两，捣烂凉开水冲拌绞汁，连服7日，退黄疸有效。

  8.天胡荽（鲜，满天星、蚂蟥草）一两、摩来卷柏（岩柏）一两，水煎服。

【蚕豆黄（过敏性溶血性黄疸）】

  牡荆（黄荆柴）一两（春用嫩头冬用根），海金沙全草一两，水煎服。

【胆石症】

  1.金钱草（连钱草）二两，水煎服。

  2.海金沙、车前草、金钱草、萹蓄各一两，水煎服。

【膀胱结石】

  金钱草一至二两，水煎服。

【痢疾、腹泻】

1. 地锦草（野猪娘苋、奶奶草）一至二两，金樱子根一至二两，大便带血者加仙鹤草、地榆各五钱，水煎服。

2. 桐子叶烧灰存性，研末取三至五钱，开水冲，淀清后服清液。红痢加白糖，白痢加红糖。

3. 地锦草（野猪娘苋、奶奶草）一至四两，水煎服。忌油、酒、辣食物。

4. 枫树叶一两，红痢加白糖，白痢加红糖，水煎服。

5. 仙鹤草（龙芽草）一至四两，水煎服。

6. 金锦香（仰天金钟）一两，水煎服。

7. 腹泻、小便黄而少，仙鹤草一两，摩来卷柏（岩柏）三至五钱，水煎服。

【疟疾】

1. 毛茛全草一至三株，小儿减半，纸包，于发病当天清晨放入内衣袋内，一昼夜后去草药。

2. 豨莶草（野日头花）五钱至一两，加鸡蛋在发作前一天煎好于次日早晨服。

3. 墨旱莲全草，加盐捣烂外敷内关穴。

4. 何首乌适量，发病前煎服。

5. 黄花蒿（青蒿）、钩藤、当药（鸟不息草）、野靛青（大青）、六棱菊（风根臭灵丹）各二至五钱，水煎服。

【气喘（包括支气管炎）】

1. 胡颓子根（大麦田姑）五钱至一两，山苍子（香柴）五钱至一两，紫花地黄根（野生地）五钱至一两，水煎服。

2. 沙氏鹿茸草（白蜈蚣、千年霜）一至二两，水煎，加冰糖冲服。

3. 胡颓子叶三至五钱，枇杷叶（鲜，去毛）五钱至一两，水煎服。

4. 盐肤木根（肤盐桃、五倍子树）一至三两，水煎服。

5. 黄独块根（金毛狮子）五钱至一两，切碎加冰糖炖服。

6. 胡颓子叶焙干研粉，每服二钱，早晚各服一次，开水送服。

7. 慢性气管炎，望江南子三至四钱，炒黄（不焦）捣碎煎服。

【盗汗】

1. 鸡蛋二至三个，放入狗肉煮熟，吃蛋或狗肉。

2. 狗骨头研细末，黄酒送服三至五分。

3. 凤凰衣（鸡蛋壳内衣）七至八只，加红枣十枚，荔枝十个，水煎服，连服3~5天。

【失眠】

夜交藤（何首乌藤）一两，合欢皮一两，水煎服。

【吐血（咯血）】

1. 大红袍（苞蔷薇、鸡屎糖梨）根五钱至一两，黄堇（毛坑草）二两，水煎服。

2. 卷柏（还魂草）一两，檵木根二两，乌韭五钱，水煎服。

3. 杜鹃花根（满山红，白者佳）半两，水煎服。

4. 丝瓜根，炒焦存性研末，加白糖为引，吞服二至五钱。

5. 萌翟根茎切碎、醋炒，二至五钱煎服。

6. 天名精（野烟）根一至二两，雪里开（水昌花）根一至二两，苋菜子一至二钱，水煎服。

7. 檵木根、仙鹤草、沙氏鹿茸草各一两，水煎服。

8. 檵木花研粉，五分至一钱，黄酒吞服或煎服。

9. 哺乳男童小便，早晚各服一碗。

【肠绞痛】

1. 算盘子根（野毛楂）四两，水煎服。

2. 毛芋生吃，直至口发麻即可（1~3个）。

【肠胃炎（消化不良）】

1. 地榆生根、黄毛儿草、鱼腥草、凤尾草各五钱至一两，马齿苋一两，水煎服。

2. 鳢肠（墨旱莲、金陵草、滴落鸟、杀结草）二两，捣汁服或捣烂开水冲服。

3. 野靛青根三钱，黄花蒿四钱，马鞭草四钱，淡竹叶二钱，仙鹤草三钱，水煎服。适用于发热、腹痛、腹泻、头痛症。

【胸痛】

1. 水杨梅根二两，加红糖、酒适量，水煎服。

2. 大红袍（鸡屎糖梨）根三两、白芍二至三钱，水煎服。

【胃痛、胃溃疡（十二指肠溃疡）】

1. 竹叶椒根皮焙干研末，开水送服，每天早晚各服二钱。忌生冷辣食物。

2. 泽兰全草及根、香茶菜（铁棱角）根各一两，水煎服，红糖为引。

3. 蛇菰（一支红）一至三钱，水煎服，红糖为引，研粉五分吞服。

4. 胃寒痛，糯谷一斤炒焦，每日一至二两，加红糖水煎服，连服5~7日。

5. 野苦荬菜根一两，捣碎，烧酒冲服，一天一次。

6. 鸡蛋壳炒黄，研细末，早晚各服二至四钱，开水送服。

7. 黄荆子（黄荆柴）加红糖，研细吞服三至五钱。

8. 山苍子根半斤煎汁，加猪小肠一付，煮熟吃肠喝汤。

9. 胃酸过多，地榆三钱，水煎服。

【中风、半身不遂】

1. 金竹油（竹沥）加姜汁口服，头昏加夜交藤二至四两，水煎，姜汁冲服。

2. 白凤仙花（指甲花）二两，黄酒一斤，将凤仙花放入酒内浸一夜，煎热，日服二次，每次1~2两。

【腰痛、闪腰】

1. 仙鹤草二钱，扶芳藤三钱，藤卫茅三钱，南天竹根二钱，珍珠菜二钱，水煎，冲黄酒服。

2. 黄独根块二至三钱，水煎服。

3. 麻根四至八两，水煎服，日服三次。

4. 台海蒿巨根五钱至一两，切碎捣烂，伴黄酒吞服。

5. 络石藤根瘤菌（香络藤子）30~40粒，伴随黄酒嚼碎吞服。

【风气痛】

1. 陈伤转风气痛，络石藤一至三斤，白酒四斤，浸10~20天，每天喝药酒一两。

2. 兰香草一斤，水煎，冲猪蹄汤吃。

3. 紫葳根或藤二至四两，水煎服。

4. 风湿性坐骨神经痛，青风藤三至五钱，海风藤三至五钱，虎杖根五钱至一两，水煎服。

5. 五加皮、虎刺、紫金牛（平地木、地茶），浸酒或水煎服。

6. 石吊兰（铁骨散）一至二两，水煎，冲黄酒服。

7. 凌霄花根（驮药）二至四两，水煎服或冲黄酒，分数次服。

8. 云实根（倒打刺、朝天子），水煎服，或配黄鸡一只蒸服。

9. 虎杖根四钱，紫金牛（平地木、地茶）三钱，风藤（爬山虎）二钱，五加皮二钱，水煎服。

【淋痛（尿道炎、血尿、尿道感染）】

1. 车前草（蛤蟆衣）一两，野黄菊一两，水煎服。

2. 三白草（半叶白）五钱至一两，石苇叶五钱至一两，水煎服。

3. 小麦梗去节，加红糖煎服。

【急、慢性肾炎】

1. 一枝黄花一两，白茅根一两，车前草一两，陈葫芦五钱至一两，水煎服。

2. 益母草三至四两，水煎服。

3. 水菖蒲根一至二两，三白草一至三两，水煎服，用于慢性肾炎。

4. 黑白丑二至三钱，甘遂或大戟五分至一钱，垂柳嫩头半两，水煎服，孕妇忌服。

【中暑】

1. 华齐苧（小叶香薷）五钱，水煎服。

2. 鲜枫香（枫树）嫩头数个，手搓成团，开水吞服。

3. 鲜菝葜（金刚刺）嫩头数个，口嚼吞服。

4. 樟树叶嫩头数个，口嚼开水吞服。

5. 黄荆（黄荆柴）嫩头数个，口嚼吞服。

6. 徐长卿根须数条，口嚼，开水吞服。

7. 盘抱五味子根（红木香、紫金皮、秤锤藤、猢狲藤根）五钱至一两，水煎服，或研粉开水吞服三至五分。

8. 金钟细辛根须数根，口嚼开水吞服。

【高血压】

1. 钩藤根三至五钱，野菊花三至五钱，夏枯草五钱，车前草五钱至一两，水煎服。

2. 玉米须二两，水煎服或当茶饮，降压后即停服。

3. 白项蚯蚓（地龙）焙干研细末，每日二次，每次一至二钱，开水吞服。

4. 荠菜（香荠）二至四两，水煎服。

【癫痫】

桐子花1～2朵，紫云英（草子花）花6～7朵，佛耳草花7～8朵，桃花3～5朵，白豆花3～5朵，菟丝子五分，豆腐渣（鲜）一斤半至二斤。

以上几种花均要顶头花，晒干研粉，加入豆腐渣拌匀，再用红糖调味，分作三个，并放火内煨至外表带黄色发硬不焦，三个一起服下后睡觉，过1～2个月再服一次，忌腥气1年。

二、妇科疾病方

【预防产后风痛（子宫收缩痛）】

1. 兰香草（大叶香薷、岩香草）一至二两，水煎服。

2. 白毛藤二两，水煎服（产后三天内服）。

3. 益母草三至四两，水煎服。

4. 泽兰根一至三两，蚤休（七叶一枝花）一至二钱，水煎服。

【痛经】

1. 一枝黄花根一两，水煎服，加黄酒为引。

2. 红藤（大活血）三至五钱，水煎服。

3. 艾叶（艾蒿）一两，加鸡蛋2个，煮熟服蛋和汤。

【月经不调】

1. 水菖蒲根、艾根（艾蒿）、野菊花根、小蓟根（野红花）各一两，煎服，加红糖为引。

2. 茜草根五钱至一两，水煎，冲黄酒服。治闭经有效。

3. 棉花籽半斤，炒干研粉，分14包，每日服一包，红糖水送服。

4. 茜草根二钱，丹参二钱，益母草三钱，水煎服。

5. 刀豆三钱，水煎，冲白糖服。

【血崩】

1. 摩来卷柏（岩柏）四两，棕榈树根半斤，白玉米根须（白包罗）三至五条，水煎服。

2. 紫参（草丹参）全草一至二两，水煎，冲白糖服。

3. 薜荔（木莲）果实，烧炭存性研粉，炒黄栀研粉，两样等量搅和，吞服一至三钱。

4. 大蓟根（牛口蒲刺）一至二两，水煎，冲白糖服。

5. 棉花籽一两，扁柏子（侧柏）三钱，烘干研末，空腹吞服三钱。

6. 仙鹤草二两，水煎服或冲白糖服。

7. 野米仁根、蓬蘽、兰香草各一两，卫茅（卫陀柴）五线，水煎，冲黄酒服。

【奶痛】

1. 白毛藤（白英）一两，半枝莲五钱，蒲公英五钱至一两，水煎，冲黄酒服。忌辣、豆腐。

2. 珍珠菜（红头绳）、糯米团根，加猪油捣烂外敷患处。再用野紫苏煎汤内服。

3. 木芙蓉花、叶和鸡蛋，捣烂外敷患处。

4. 刘寄奴三钱，珍珠菜一两，天青地白五钱，水煎服，

5. 紫花地黄根（野生地）三钱，捣烂外敷患处。

6. 蚤休（七叶一枝花）块根，醋磨外涂患处。

7. 大蓟根二至三两，水煎服。

【白带】

1. 野米仁根一至二两，水煎服，红糖为引。一星期不清，再加白花胡枝子（白马料梢）花一两，水煎服。

2. 紫金牛（平地木、地茶）、白毛藤、红檫木各三至四两，水煎服。

3. 白英（白毛藤）一至二两，水煎，冲红糖服，或加紫参一至二两，水煎服。

4. 蒟蒻根四至八两，鸡蛋四个，苦蘵（天泡草）一至二两，水煎，吃蛋及汤。

5. 沙氏鹿茸草（白蜈蚣、千年霜）一至二两，水煎，加白糖服。

6. 白鸡冠花二两，水煎，冲黄酒服。

7. 陈冬瓜子五钱，炒黄研末，日服三次。

8. 紫金牛（平地木、地茶）一至二两，水煎，冲黄酒服。

【安胎（习惯性流产）】

1. 秦氏梅（覆盆子）根一两，水煎服。

2. 紫金牛（平地木、地茶）四两，水煎冲鸡汤服。

3. 苎麻根一至二两，水煎服。

4. 蚕丝或蚕茧五分，用香或纸火烧灰存性，开水吞服。

三、儿科疾病方

【鹅口疮（白口疮）】

1. 苦爹菜（百路通）根五钱，水煎服。

2. 白里金梅根（三叶翻白草）一至二钱，米泔水磨汁服或水煎服。

3. 兔耳风（一枝香）五钱至一两，水煎服。

4. 马兰（马兰头）根三至五钱，米泔水煎服或研粉吹患处。

5. 小春花（阴地蕨、独脚金鸡）一钱，煎汤加蜜糖服。

6. 一枝黄花三至五钱，水煎服。

7. 元宝草全草，研末吹入口腔内，或水煎服。

8. 野绿豆（合萌）根，煎服。

9. 凤尾草（鲜），捣汁蒸过冲白糖服。

【百日咳】

鸡胆，每日一只吞服。

【小儿肺炎】

1. 六棱菊一至三两，水煎服。

2. 浮萍（田字草）鲜根及全草，洗净捣汁生饮。或加天名精（野烟根）、阴地蕨（小春花），水煎服。

3. 三叶青（金丝吊葫芦、枫子）1～2粒，捣烂蒸服或研粉吞服，一天2次。

4. 兔耳风（一枝香）二钱、有角乌草莓（金丝吊胡芦、枫子）一钱，水煎服。

【小儿腹泻】

1. 仙鹤草五钱至一两，水煎服。

2. 金樱子根三至五钱，水煎，冲红糖服。

四、五官科疾病方

【口腔炎】

1. 一枝黄花（金锁匙、金钗花）一至二两，水煎服。

2. 紫花地黄（野生地）根一两，谷精草五钱，水煎服。

3. 兔耳风（一枝香）一至二两，水煎服

4. 白里金梅（三叶翻白草）五至十粒，打碎，水煎浓汁，棉花沾浓汁压敷患处。

5. 白里金梅、岩珠、石豆兰（麦斛）适量，煎服。

6. 翻白草（地栗、鸡脚爪）根，捣烂，用米泔水煎服。

7. 天胡荽（满天星、秘铜钱、蚂蟥草），鲜品捣汁生饮。

【耳道流脓（中耳炎）】

1. 鱼腥草鲜叶、醉追草（野刚子）鲜草等量，用箬竹叶包，置火上煨热后绞汁滴耳道内。

2. 盐卤，滴耳道内1～2滴。

3. 虎耳草（金丝吊鳖）鲜品适量，捣汁滴耳内。

4. 猪胆一个，内装白矾阴干，研细粉吹入耳内。

5. 猪蹄壳烧灰，加青油调，滴耳内。

【急性扁桃体炎（单、双乳蛾）】

1. 一枝黄花（金锁匙、金钗花）根一两，水煎服。

2. 紫花地黄（野生地）根，捣烂加米泔水滴喉或吞咽。

3. 金钱草、金线草（红铁棱角），水煎，冲冰糖服。

4. 一枝黄花五钱，白酒四两浸，含口数次。

5. 天胡荽（满天星、破铜钱）二至三两，捣汁米泔水冲含咽，一天2～3次。

6. 土牛膝根捣汁一杯，和人乳冲灌服。

7. 天名精（野烟）捣汁内服；或取一至二两，水煎服。

8. 朱砂很（小木禾、珠珍凉伞）、凤尾草、兔耳风（一枝香）、射干各适量，水煎服。

【眼睛上星】

1. 鲜生半夏数个，捣烂贴患侧太阳穴（先点刺出血），一夜去药。

2. 鲜茅膏菜根块（草珠）一粒，捣烂贴患侧太阳穴4～6小时。

【结膜炎（红眼病）】

1. 苦爹菜（百路通）根三至五钱，六月雪（千年不大树）五钱至一两，水煎服。

2. 珍珠菜根（红头绳）捣烂，贴太阳穴或鲜草一两水煎服。

3. 鲜一枝黄花（金钗花）捣烂，贴太阳穴或鲜草一两水煎服。

4. 茅膏菜（草殊）根块捣烂，贴太阳穴。

5. 车前草半斤，水煎，热气熏眼后喝药水。

6. 韭菜根捣烂，塞对侧鼻孔内2～6小时。

7. 寒莓嫩头数个，捣烂绞汁加人乳滴眼。

8. 川连二钱，人乳一匙，浸后滴眼内。

9. 鲜车前草捣烂，敷眼胞上。

10. 檵木叶煎汤，蒙头吹热汤熏眼数次。

11. 土黄柏（小药）三钱，水煎滴眼。

12.野菊花二钱，龙胆草二钱，忍冬藤（金银花藤）二钱，水煎服。

【夜盲症】

1.叶下珠一把，配猪肝二至四两，煎服肝及汤。

2.初起病，多食猪肝有效。

3.天胡荽（满天星、破铜钱）五钱和牛肝蒸食。

4.谷精草一两，羊肝或猪肝一只，入瓦罐内煮熟，食肝及汤。

【牙痛】

1.细辛五钱，胡椒二钱，绿豆三钱，共研细粉末，涂敷患处，宜治虫牙痛。

2.枸骨（八角刺）根一至三两，灯心草（野马棕）根一至二两，水煎服，忌辛辣。治火牙。

3.黄荆（黄荆柴）根一至三两，水煎服。

4.草棉根（棉花根）三钱，水煎服。

5.摩来卷柏（岩柏）五钱至一两，水煎服。

【鼻出血】

1.陈年茶叶三至五钱，开水冲白糖，连服数日。

2.白茅根（黄茅草根）一至二两，水煎服。

3.山栀（山黄栀）三至五钱，水煎服。

4.甘草一两，生豆腐一斤，加水煮，直至豆腐生孔，吃豆腐。

5.多年饮水井的苔藓（青苔）一两，粳稻根一两，水煎服。

6.白茅根、车前草、糯稻根，水煎服。

五、外科疾病方

【刀伤出血】

1.檵木（坚柴柴）花、叶晒干研粉，外敷伤口，或鲜品口嚼外敷伤口。

2.丝瓜叶（天罗叶），伏天取叶曝晒干，当即手搓成粉末，去叶脉胆筋，取细粉末装瓶备用，外用时将药粉外敷伤口。

3. 海金沙藤晒干研粉，外敷伤口，或鲜全草加白糖捣烂外敷伤口。

4. 野生腹水草（细叶两头龙）全草研粉末，外敷伤口，或鲜品捣烂加白糖外敷。

5. 摩来卷柏（岩柏）晒干研粉，外敷伤口，或鲜草捣烂外敷伤口。

6. 鳖（甲鱼）血和麦粉拌匀做成饼，置锅内烤干成焦黄，研粉末备用。用法：将伤口洗净，将药粉外敷伤口。

7. 三叶青（金丝吊葫芦、枫子），研粉外敷刀口或鲜品口嚼外敷伤口。

8. 枝状地衣加白糖或不加，研粉外敷。

9. 络石藤鲜叶，捣烂外敷伤口止血。

10. 滴水珠（蛇珠）研粉，外敷伤口止血。

11. 杨梅树叶、皮研粉，外敷止血。

12. 杜鹃花叶、丝瓜叶晒干研粉，外敷伤口。

13. 盘桂南五味子（紫金皮、红木香、猢狲藤根）根皮研粉，外敷止血。

【跌打损伤】

1. 松树嫩头，晒干或烘干烧炭呈白色，用糯米稀饭调成糊状，外贴痛处。冬春加热后敷，夏秋不加热。口服五钱，黄酒送服。

2. 水杨梅根、虎杖根（蛤蟆竹）、枫杨梅树、野葡萄根，加酒渣捣烂成饼，外敷患处。

3. 陈伤痛，朱砂根（小木禾、珍珠凉伞）五钱至一两，闹羊花（黄牯牛花）横根一至三钱，七厘丹（黑紫藜芦）一至三钱，威灵仙五钱至一两，李树根一两，用水 5～6 碗煎，每天服 1～2 碗，3 天服完。上身痛加骨碎补一两，杜鹃花根二两；下身痛加牛膝根五钱，野枇杷（紫楠）根一两。

4. 生姜、山楂加酒渣或黄酒，和麦粉捣烂成饼外敷。

5. 蛇足草（千层塔、小杉树）烘干研粉，每次黄酒送服五分。

6. 韭菜、麦芒加酒精捣烂外敷，急性扭伤有效。

7. 棕榈树根、茶叶树根、乌桕（柏子树）根各一两，水煎服。

8. 射干（金丝蝴蝶）五钱至一两，生吃配酒服。

9. 野葡萄根皮、乌蔹莓（五爪金龙、猪娘藤）根皮、苎麻根、盐肤木（肤盐桃、五倍子树）根皮，共捣烂外敷患处。

10. 老生姜加酒渣，捣烂外敷。

11. 紫楠（野枇杷）根皮40%，朱砂根（小木禾）5%，白茅根5%，枇杷树皮10%，盐肤木（五倍子树）20%，乌蔹莓20%，共捣烂外敷。

【骨折】

1. 骨碎补（猢狲姜）、野生姜、萱草（金针花、黄花菜）根、野葡萄根、紫楠（野枇杷）根皮加酒渣或黄酒捣烂外敷。内服：棕片2～3片烧存性，研末加白糖或开水送服。

2. 野葡萄根、小松树（或用嫩头）、兔耳风（或用马蹄香）、骨碎补（猢狲姜）、樟脑少许，配酒或酒渣捣烂外敷。外加杉树皮固定包扎。

3. 积雪草主根、春兰根、白项蚯蚓，加白糖捣烂成饼，外敷患处至治愈止。

4. 合欢皮、野枇杷（紫楠）根皮、野葡萄根皮，各捣烂蛋清调和，外敷，日换一次。

5. 盘柱南五味子根皮、野葡萄根、水杨梅根，捣烂以糯米粥调和外敷，日换一次。

【血肿（瘀血肿痛）】

1. 老姜加野葡萄根或糯米粥，捣烂成饼外敷。

2. 毛过路黄，加盐捣烂外敷患处。

【腰肌劳损（扭伤）】

牛顿草（牛筋草）半斤，水煮冲白糖、黄酒服。

【火烫伤】

1. 生地榆，用浓茶磨，涂患处。

2. 蕲蛇粉，青油（柚子油）涂患处后，用蕲蛇粉（极细）撒敷伤处。

3. 盐卤水，湿敷患处，或浸盐卤中。

4. 虎杖根（蛤蟆竹），用浓茶叶磨汁涂患处。

5. 酸模根，水磨外涂伤处。

【疮疡肿毒】

1. 白花蛇舌草一两，水煎服。

2. 竹盘子（木馒头）根去外皮，晒干研粉外敷或调凡士林油膏外敷患处。

3. 一支黄花粉，外敷患处。

【担肩疔】

桐子皮一个，先把疔挑破去掉脓头，贴上桐子外皮。

【瘰病（颈淋巴结核）】

1. 土圞儿（家狗睾丸）四两烧精肉，服药及汤。

2. 蚤休（七叶一支花）块根，醋磨外涂患处。

3. 夏枯草（松蒲草）一至二两，水煎服。

【头部疔毒脓肿】

松脂加猪脂油，捣烂外敷患处。

【背痈】

1. 黄独（金毛狮子）研细末，用青油调涂患处。

2. 竹盘子（木馒头）根皮研粉外敷，或鲜品捣烂外敷。

3. 三毛举叶葡萄（猪血藤）根皮，捣烂外敷。

【疔疮】

1. 千里光一两，水煎外洗；另外加石菖蒲三至五钱，水煎服。

2. 白英（白毛藤）一两，单头马兰（毛口舌）一两，水煎服，药渣捣烂外敷。

3. 面部疔疮，臭牡丹（白蚁花）根一两，水煎，冲黄酒服，忌荤油。

4. 白菊花全草一至二两，生甘草一至二钱，水煎服。

5. 偏对口（颈痛），青龙衣（蛇蜕）三钱，鸡蛋三个。用法：将青龙衣切细，调鸡蛋用油烧蛋饼吃；第二次，鸡蛋增加到四个，调青龙衣烧饼吃，吃后有发痒虫爬感。

6. 手指生蛇头疔初起，用毛竹青（即毛竹外层青衣）加砂糖捣烂外敷。

7. 手背生疮，用野葡萄根、蛇莓加酒渣捣烂外敷。

【脚生前后踮】

1.景天加盐捣烂，外敷患处。

2.单头马蓝根、蛇足草（千层塔、小杉树）、一支黄花根，任选一种，捣烂外敷。

3.野芋煨熟，敷患处。

4.天胡荽（满天星、破铜钱）、犁头草、胡椒粉，用米汤水和捣烂外敷。

5.荸荠半斤，荞麦粉一两，捣烂贴患处。

【疝气（小肠气）】

1.细叶麦冬三至五钱，芒（黄干）二至三钱，水煎，冲白糖服。

2.乌药三钱，水杨梅根五钱，加荔枝数个水煎服，隔4天再服一次。

3.野百合五钱至一两，水煎配鸡蛋一个，化成蛋花汤服。哺乳患儿，乳母同服。

4.香泡籽十粒，研粉吞服，连服。

5.醉鱼草（野刚子）根五钱至一两，水煎加鸡蛋服。

【慢性溃疡（烂脚）】

1.乌贼骨（海螵蛸）研粉，外敷患处。

2.杠香藤（石延枫、石头竹）叶、忍冬藤（金银花藤），晒干研粉外敷，或等量水煎，外洗患处。溃疡深部，可敷腋生腹水草粉。

【痔疮】

1.千里光2份，腹水草1份，切细加水煎浓汁，去渣熬成膏，外涂患处。外痔出血、痛痒者，效果更好。

2.甲鱼（鳖）头烘干研细粉，加优质烧酒调涂患处。

3.万年青四两切细，加醋一斤，放入砂罐内火炖，用热气熏患处，连熏数次。

4.车前草（蛤蟆衣）鲜全草，捣烂后绞汁外涂患处。内痔塞肛门内，连续数次。

【慢性荨麻疹（周期性风疹块）】

1.荔枝（连壳用）四两，蒸熟去壳，吃肉喝汤，服1～2次。

2.格子叶草（景天）叶捣汁或水煎，另配鸡蛋2个油煎，并药液冲入锅内同煮后服蛋及汤。

【男女阴部湿疹】

大叶辣蓼全草捣汁，加热后，用鸡毛外涂，有痛感出水数次后即可。

【包皮水肿】

拔葜嫩头，加盐捣烂，外敷患处。

【湿疹感染】

1. 腐婢叶（豆腐柴）煎洗，或研粉外敷。

2. 香港脚（手脚生水泡、湿痒症），茶籽饼半斤，水煎，连洗数次。

3. 小儿湿疹，马勃用纱布撒患处。

【带状疱疹】

1. 伸筋草烧炭研粉，少量冰片，用油调涂患处。

2. 乌饭柴叶捣汁，外敷搽患处。

【冻疮】

1. 狗油外搽患处。

2. 红辣椒数只，切碎加开水泡，洗1～2次，适应红肿痒症。

3. 初期红肿痒症，用泡（香泡）皮煮水，反复轮洗；或用橘皮和萝卜汁煮水，一天涂数次。并注意保暖。

4. 花生皮四两，研末调麻油搽患处。

5. 冻疮溃疡时，蜂蜜七分、熟猪油三分，混合外敷；或把山楂煮烂，敷在患处。

6. 老生姜煨后剥去外皮，捣烂外敷，连续3～4次。

【钩虫性皮炎】

1. 柿叶30～40张，水煎外洗，未溃者1～2次。

2. 扛板归（花麦刺）全草，水煎外洗。

3. 腐婢叶（豆腐柴），水煎外洗或研粉外敷。

4. 地茄（地橘），水煎外洗。

【脱肛】

1. 甲鱼（鳖）头烘干研粉，加烧酒调涂患处。

2. 山槐树（白槐树）根皮一至三两，水煎，加黄酒服。

3. 大田螺5～6个放在碗内，再把大银（冰片）放入田螺内，使之流出水后用干净棉花蘸水外搽。

4. 骨碎补（猢狲姜）半斤，地橘（地茄）四两，棕榈树根四两，水煎服，连服数剂。

5. 紫金牛（平地木、地茶）三钱，南沙参二钱，石榴树根皮一钱，茜草根二钱，水煎服，小儿减半，出血加地榆三钱。

【外伤感染】

1. 马棘根水磨成糊状，外涂患处周围。

2. 黄独（金毛狮子）块根，水或醋磨，外搽患处周围。

【骨髓炎】

1. 深部脓疮（骨里毒），水杨梅根一至四两，土牛膝根五钱至一两，水煎，冲黄酒服。

2. 水杨梅根二两，蓬蒿根二两，鱼腥草二两，加精肉煎服。

3. 桑白皮（桑树根白皮）加白糖捣烂外敷，每日换一次。

4. 生川乌或草乌七厘、皂角或根适量，水煎服，也可用藤梨根（猕猴桃树根）适量煎服。

【耳下腺肿痛（腮腺炎）】

1. 白玉簪根或全草，加盐捣烂，外敷患处。

2. 天南星或生半夏，醋磨外搽，一日数次。内服，用板蓝根、大青叶各一两，水煎服；或用大青（野靛青）根一至二两，水煎服。

【癣（皮癣）】

1. 羊蹄根（藓黄）加醋磨浆，涂癣患处。

2. 生田螺捣烂，外涂患处，或用田螺肉亦可。

3.辣蓼头捣烂糊涂患处。

六、中毒急救方

【菜虫药中毒】

1.鲜凤尾草叶半斤，捣烂取汁，调鸡蛋清口服，忌血、热开水。

2.鲜金钱草（连钱草、活血丹、十八缺）四两，积雪草四至八两，捣汁生饮或水煎凉服。

3.海金沙全草四两至半斤，水煎，放凉服。

4.乌桕（桕子树）根半斤，萱草根（金针菜）二至四两，水煎两汁冲服。

5.腹水草（二头龙）五钱至一两，水煎服。

【草乌中毒（附子、天南星、半夏、蛇珠中毒）】

生姜二至四两，煎浓汁服。

【盐卤中毒】

生豆浆灌服，或白糖水2～3碗服。

【毒蛇咬伤】

（一）蕲蛇（五步蛇）

1.徐长卿（竹叶细辛、天竹）二至五钱，龙胆草一至三钱，斑叶兰（小叶青）一至五钱，水煎服，药渣外敷。

2.疔疮草（金汤匙、仰天灯盏）二两，水煎，冲黄酒服，药渣外敷，忌荤油。

3.东风菜（烂屁股）根一至二两，水煎服并外洗。

4.崖花子（山柏子）根水煎外洗，根须（炒）二两，水煎服。

5.石蟾蜍（粉防己）鲜根一至二两，生嚼服，渣外敷肿胀处。

6.羊乳（山海罗、臭头）根、黄杨根各四两，水煎服1～2剂。

7.东风菜（烂屁股）、黄独（金毛狮子），水煎服或研粉吞服，外用蛇珠（滴水珠）、蚤休（七叶一枝花）、木防己磨碎外搽患处。

8.东风菜（烂屁股）二两，野荞麦二两，龙胆草五钱至一两，水煎服，同时外洗。

9. 女姜菜一至三两，水煎服并外洗。

（二）竹叶青（青蛇黄尾巴）

1. 叶下珠二两，水煎服；鲜全草捣烂外敷。

2. 犁头草（紫花地丁）二至三两，水煎服，并外洗和鲜品捣烂外敷伤口，忌荤油。

3. 百里金梅（三叶翻白草）根三粒，切碎泡服，再用五粒打碎煎洗，渣外敷。

4. 射干（蝴蝶花）根五钱，水煎服，渣捣烂外敷。

5. 苦荬菜（百路通）一至二两，水煎服，渣外敷。

6. 含羞草叶、黄坛（细叶马料梢）叶各二至三两，生嚼服汁，渣外敷伤口肿胀处。

（三）蝮蛇

1. 金银花藤二两，野菊花五钱，半边莲一两，生大黄（后下）二钱，水煎服，一日一剂。

2. 头昏眼花、复视、胸闷等症者服下方：蜈蚣一钱，全蝎一只，半边莲一两，半枝莲一两，蚤休三钱，射干五钱，金银藤二两，水煎服，每日一剂。

3. 半边莲、半枝莲，加盐捣烂外敷。

4. 生天南星，醋磨浆，外涂肿胀处。

5. 疔疮草（金汤匙、仰天灯盏）二至四两，水煎服，渣外敷。

6. 蛇含二两，水煎服，鲜草捣烂外敷。

7. 木防己块根五钱至一两，切碎口嚼吞服，另用木防己块根捣烂外敷。忌酒和辣物。

（四）眼镜蛇（老鸦蝮）

1. 白菊花五钱，夏枯草一两，射干五钱，半边莲一两，半枝莲一两，蚤休五钱，全蝎一只，蜈蚣一钱，水煎服，日服一剂。

2. 乌桕（柏子树）嫩头或根白皮，捣烂外敷。

3. 马兰头，捣烂外敷。

其他药外用，与蝮蛇咬伤同。

（五）银环蛇（白节蛇）

1. 一包针（鬼针草）三两，半边莲二两，水煎服，鲜品捣烂外敷。

2.白菊花五钱，川芎三钱，白芷二钱，甘草二钱，水煎服，日服一剂。

【蜈蚣咬伤】

　　1.蚤休（七叶一枝花）根，磨汁搽患处。

　　2.烟筒油搽患处。

附录三

《武义县卫生志》
载 "民间单方验方"

【编者按】

《武义县卫生志》于1992年6月，由武义县卫生局编辑出版，该书附录"民间单方验方"中，载有治疗11种常见病证的单方18则、治疗16种病证的验方24首，现摘录如下。其中与附录一《永康中医秘方验方集》重复验方7首，不再赘录。

一、单 方

【胃寒痛】

老姜切片略捣，加红糖适量蒸服。

【胎动不安】

苎麻根30g（新鲜的加倍），切断洗净，或加老南瓜蒂煎服，连服3天。

【大头风（腮腺炎）】

其一

仙人掌去刺捣烂，加食盐少许，贴敷红肿处。

其二

蛇蜕3g，加菜油炒黄研碎，调以鸡蛋煎饼内服。

【中耳炎】

虎耳草，捣汁滴耳内。

【烫伤】

其一

地榆、大黄研粉，加青油或凡士林调敷。

其二

虎杖粉调敷。

【百日咳】

其一

麻雀去毛洗净去内脏，内放入白糖少许，蒸服，每次2～3只，连服1周。

其二

鸡苦胆，成人每次1只，外包豆腐皮吞服，小儿酌减。

【高血压】

其一

玉米须30g，车前草30g，水煎服。

其二

鲜芹菜120g，水煎服或捣汁服。

【痢疾】

其一

炒萝卜子30g，水煎频服，适用于痢疾初起。

其二

马齿苋50g，煎服。赤痢加白糖，白痢加红糖为引。适用于久痢不止。

【中暑】

青木香2g，红木香3g，研末吞服。

【上吐下泻】

葱白连须，分量不拘，捣烂敷脐上1寸厚，外用热壶烫之，使暖气入腹。又可用酒煎服之。适用于大吐大泻后，四肢厥冷，小腹痛，阴囊缩，出冷汗。

【蜈蚣咬伤】

其一

野芋头，磨汁涂之。

其二

算盘子叶，捣汁外涂。

其三

大蒜，捣烂贴敷。

其四

鲜酢浆草全草，捣汁搽局部。

二、验 方

【吐血】

主治：肝火旺盛，郁怒吐血。

处方：赭石5g，青黛6g，鲜生地9g，黄芩6g，芦根5g，藕节9g，金银花炭9g，木贼草3g。

用法：水煎服。

禁忌：刺激性食物。

供方者：僧朗就。

【归经方】

主治：眼目、口鼻、二便或四肢毛窍出血。

处方：生地15g，熟地炭15g，当归9g，生白芍9g，麦冬9g，荆芥炭5g，川芎3g，甘草3克，茜草3g。

用法：水煎服。

禁忌：煎炒刺激性食物。

供方者：傅悦华。

【黄疸】

其一

主治：黄疸，身黄如橘子色。

处方：

1.白术9g，茯苓9g，柴胡1.5g，龙胆草3g，茵陈6g，郁李仁1.5g。

2.生白芍12g，龙胆草5g，茯苓9g，茵陈6g，竹茹6g，白术10g，法半夏10g。

用法：以上二方均以水煎服。

供方者：倪李云。

其二

主治：急性黄疸型肝炎。

处方：红大戟10g，用黄酒炮炙，煎汤内服。

备注：红大戟，武义竹客乡一带草药医称其为"黄胖"药。

供方者：吴远文。

【妇人少乳】

处方：生黄芪30g，当归15g，白芷15g，通草9g。

用法：用七孔猪蹄2只（猪左前足为佳）洗净，切开，煎汤一大碗，去浮油，再煎药至半碗，去渣饮之，覆面卧即有乳，或不通再服。

禁忌：忌食白糖和麦芽。

备注：凡新产妇无乳，可不用猪蹄，只用酒水各半煎药即可。

供方者：江支彬。

【小儿伤食吐泻】

其一

处方：

1. 炒苍术1.8g，姜厚朴1.8g，山楂肉1.8g，橘红1.2g，青皮1.2g，砂仁1.2g(研碎)，川芎1.2g，炙甘草1g，制香附1.2g，生姜3片。

2. 藿香1.8g，苏叶1.8g，制香附1.8g，姜厚朴1.8g，山楂肉1.8g，川芎1.8g，羌活1.2g，砂仁1.2g，白芷1.2g，橘红1.2g，炙甘草0.6g，苍术1.8g，麦芽1.2g，生姜3片。

用法：水一杯半，煎至七分，分2~3次服。

备注：小儿伤食吐泻兼有感冒者用第2方。

供方者：王庆澜。

其二

主治：消化不良之腹泻。

处方：广木香5g，制厚朴5g，建曲6g，大蒜6g。

供方者：潘润泽。

【风火牙痛】

其一

处方：升麻3g，生地12g，焦栀子6g，生石膏15g。

供方者：潘耀波。

其二

处方：生地 12g，骨碎补 10g，甘草 5g，霜桑叶 6g，香白芷 5g，酒白芍 6g，连翘 6g，细辛 2g，青盐 1g，薄荷 5g，旱莲草 5g；身热加石膏 20g。

供方者：徐春圃。

【骨折，伤筋】

处方：细苦丁（即细叶苦丁茶）。

用法：将细苦丁根皮用刀刮下，晒干或焙干，研成细末，以糯米饭拌入捣如厚糊状。先用正骨法做好复位手术，再将药糊贴上裹好。伴有伤筋者，可加入适量水灯草根。

供方者：吴文桢。

【头部疔疮】

主治：夏秋季节头部发红肿疔疖，俗称蚊虫疖。

处方：天葵子 9g，蒲公英 12g，紫花地丁 12g，黄、白菊花各 10g。

用法：水煎服，晚饭后服。

供方者：潘鲁生。

【单蛾双蛾（扁桃体炎）】

处方：鱼鳖草、土牛膝、万年青根各适量。

用法：上药捣汁滴喉，再将捣剩的药渣水煎服。

供方者：徐春圃。

【乳痈】

处方：柴胡 5g，当归 6g，赤芍 5g，炙山甲 12g，蒲公英 12g，香附 10g，全瓜蒌 10g，浙贝母 10g，丝瓜络 10g，青皮、陈皮各 6g，加鲜橘叶 14 张。

用法：水煎服。

【久咳音哑】

处方：川贝3g，白蜜120g，款冬花6g，胡桃肉12枚。

用法：川贝、款冬花为末，四味和匀，饭上蒸熟，连汤带药服下。

供方者：朱瑜敷。

【子宫下垂】

处方：生黄芪10g，茯苓6g，党参10g，柏子仁10g，当归10g，川芎5g，炙甘草5g，桑螵蛸10g，益母草10g，龟甲12g，升麻3g，龙骨6g，知母10g。

用法：水煎，饭前服。

备注：忌辛辣生冷，避免精神刺激和疲劳。

供方者：俞绥慧。

【坐骨神经痛】

处方：桂枝12g，白芍30g，丹参30g，制川乌9g（生用4g，要先煎30分钟），甘草9g。

如急性发作痛重者，加制乳香、制没药、川牛膝各6~9g；下肢或足部麻木者，加全蝎6g。

用法：水煎服，每日1剂，一般连服4~7天。

供方者：王子卿。

后　记

　　特定地域的气候环境和生活习惯，影响和形成了特定地域人群的体质和疾病谱，因此也就孕育产生了具有地方特色的医学方法。单方、验方正是这样一种地方医学产物，它对疾病防治特别是为解决民间百姓的疾苦发挥了重要的作用。对民间单方验方和独创中医药技术的抢救、保护与传承，是武义中医药同仁酝酿已久的工作。

　　2014年4月15日，金华市卫生局、科技局和文化局联合召开"金华市中医药文化传承与创新工作协调会"，部署全市中医药文化整理研究工作。同年6月26日，浙江省中医药管理局根据国家中医药管理局的统一部署启动了"浙江省中医药传统知识保护调查"工作，要求全省各地对中医药传统知识进行调查。2015年1月23日，"金华市中医药文化研究所"成立，同时启动金华市重点科技项目"婺州医学学术流派挖掘与整理研究"，要求对金华市所辖八县（市）的中医药学术流派进行调研。

　　正值全国上下高度重视中医药传承发展的大好时机，2015年4月，由武义县中医药学会和浙江寿仙谷医药股份有限公司联合开展的武义县科技计划项目——"武义民间单方验方挖掘整理与传承研究"正式启动。在武义卫生行政部门的大力支持和各乡镇（街道）卫生院（卫生服务中心）19名工作人员的积极配合下，历时2年多，对武义民间的单方验方和中医药独创技术的分布、持有人及传承年限，武义民间单方、验方的组成、用法用量、性味功效、不良反应，武义民间中医药独创技术的操作方法、作用原理、注意事项等，进行了调查研究。通过了解基本信息、筛选调研对象、深入走访调研、分析研究遴选、总结归纳撰稿等5个阶段，共收集到单方验方及独创技术297项，召开初筛、分析讨

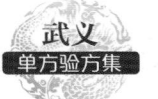

论会议5次。为确保初筛整理的民间单方验方及独创技术理法方药的有效性、合理性，我们对所提供的单方验方及独创技术的完整性、真实性和有效性进行了进一步的调查认证，共派出32人次深入10个乡镇（街道）走访调研了77个项目。在接下来的2年多时间里，我们编撰完成初稿并先请武义县当地名老中医初审，再提交浙江省中医药学会组织省内中医药专家评审，同时收集了1959年12月武义县与永康县合并期间由永康县人民委员会卫生科组织编写的《永康中医秘方验方集》，1970年3月由武义县革委会卫生革命办公室汇编的《武义县民间单验方（第一集）》，1992年6月由武义县卫生局编辑的《武义县卫生志》丛录中收集的"民间单方验方"，几易其稿终成《武义单方验方集》。

由于能力所限，所供方药及其用法的规范性或许尚存值得商榷之处，敬请读者多提宝贵意见。

武义民间单方验方挖掘整理与传承研究　课题组

2022年4月